证据驱动的临床护理实践

——常见护理问题证据荟萃与案例精选

组织编写　中卫护理信息管理研究院
主　　审　么　莉　成翼娟　张海燕　李秀云
主　　编　徐建鸣　杨　磊
副 主 编　蒋　艳　简伟研
编　　者　徐建鸣　复旦大学附属中山医院　　　　　　马登艳　四川大学华西医院
　　　　　杨　磊　河南宏力医院　　　　　　　　　　刘常清　四川大学华西医院
　　　　　蒋　艳　四川大学华西医院　　　　　　　　纪小波　河南宏力医院
　　　　　简伟研　北京大学公共卫生学院　　　　　　杨中沛　河南宏力医院
　　　　　穆　楠　中卫护理信息管理研究院（兼编写秘书）　曹　串　河南宏力医院
　　　　　吴志军　中卫护理信息管理研究院　　　　　徐艳朵　河南宏力医院
　　　　　卓　莉　中卫护理信息管理研究院　　　　　梁二丝　河南宏力医院
　　　　　仲　骏　复旦大学附属中山医院　　　　　　吴玉娟　河南宏力医院
　　　　　张　琦　复旦大学附属中山医院　　　　　　秦玉荣　安徽省立医院
　　　　　沈志云　复旦大学附属中山医院　　　　　　孙　琳　安徽省立医院
　　　　　杨漂羽　复旦大学附属中山医院　　　　　　乔晓斐　安徽省立医院
　　　　　杨森森　复旦大学附属中山医院　　　　　　白　璐　安徽省立医院
　　　　　季单单　复旦大学附属中山医院　　　　　　任海燕　安徽省立医院
　　　　　黄　霞　四川大学华西医院　　　　　　　　黄　璐　安徽省立医院
　　　　　黄明君　四川大学华西医院　　　　　　　　吴黎立　安徽省立医院
　　　　　王　聪　四川大学华西医院

人民卫生出版社
·北京·

图书在版编目（CIP）数据

证据驱动的临床护理实践 / 徐建鸣，杨磊主编 . —
北京：人民卫生出版社，2022.4
ISBN 978-7-117-32696-4

Ⅰ. ①证… Ⅱ. ①徐…②杨… Ⅲ. ①护理学 Ⅳ.
①R47

中国版本图书馆 CIP 数据核字（2021）第 277628 号

人卫智网	www.ipmph.com	医学教育、学术、考试、健康，
		购书智慧智能综合服务平台
人卫官网	www.pmph.com	人卫官方资讯发布平台

证据驱动的临床护理实践

Zhengju Qudong de Linchuang Huli Shijian

主　　编：徐建鸣　　杨　磊
出版发行：人民卫生出版社（中继线 010-59780011）
地　　址：北京市朝阳区潘家园南里 19 号
邮　　编：100021
E - mail：pmph @ pmph.com
购书热线：010-59787592　010-59787584　010-65264830
印　　刷：三河市延风印装有限公司
经　　销：新华书店
开　　本：787×1092　1/16　印张：10
字　　数：243 千字
版　　次：2022 年 4 月第 1 版
印　　次：2022 年 6 月第 1 次印刷
标准书号：ISBN 978-7-117-32696-4
定　　价：35.00 元

前　言

让患者尽快恢复健康，是护理的最大价值所在，也是一切照护活动之目的。临床上，我们把一切可获得的有利于患者康复、能够指导临床照护的研究结果和实践经验统称作证据。遵循这些证据照护患者，是提高护理质量、实现护理价值的重要保障。

在循证概念和方法提出之前，护理人作出照护决策通常是依据自身接受过的基础训练、临床工作的积累以及执业后再教育补充的知识。循证概念和方法的提出，让我们的精神为之振奋，因为我们似乎可以使用全世界成千上万同类照护工作广泛研究、充分实践后形成的最佳证据了，这和每个人单独的积累不可同日而语！

不过，二十多年过去了，越来越多专业人士再次陷入沉思：现在指导我们临床工作的到底是来自我们自己积累的经验还是来自世界范围的证据？我们在临床实践中是否真正用到了证据？这些证据是现存条件下的"最佳证据"吗？有人甚至提出了尖锐的批评：我们花了很多人力、物力，付出了许多时间和精力而形成了高等级证据，但能够在临床照护中落实、贡献于患者健康的证据仅为冰山之一角！

近年来许多有识之士不断发声呼吁，要想办法把新的、好的、有价值的证据用到临床，扩大证据使用的范围，缩短"证据"转化的周期。这些声音此起彼伏已有多年，而我们观察的结果是，当下的状况并没有根本性地好转——国际最佳证据的使用依然很局限，从"证据"到临床的转化周期对于大多数医院而言仍然很漫长。

没有人会有意地把最佳证据拒之千里之外。最佳证据没能用于临床，显然不仅仅是理念和认知的问题。故此，我们把目光转向了循证证据获取和转化的成本上。深入观察以后，我们有了结论：高昂的成本乃是主要的障碍！这个成本主要包含两个部分：一是遴选证据的成本，这要求在浩瀚的信息中去伪存真，如若没有时间的投入、不掌握循证方法学是万难做到的；二是聚合证据的成本，由于证据是点状分散分布的，而临床照护则是以问题导向的，点状证据即便被找到也会因为其不系统而导致掌握和使用困难。

有了这些认知以后，我们开始想办法试图解决这个问题：一方面，我们联合国内循证护理的精英们从全球循证相关网站上遴选各类护理相关指南、证据和最佳实践，以保证所获得证据的可靠性；另一方面，我们以护理问题为导向，组织证据，让证据围绕临床护理过程系统地聚合。由此，我们希望建设一个循证护理知识库，而当中的每一项建议都是经过遴选、经得起循证方法学考量的，而且，它们都指向特定的护理问题，它们的作用就是要解决临床照护中的问题。通过构建这样的循证护理知识库，架起证据从研究到临床护理实践的通路，使得科学证据和临床实践相互融合。护理知识库作为证据传播的途径，一方面避免了大量高质量的证据被束之高阁、白白浪费，另一方面为临床实践者提供了可及时获取的、可信的、系统的证据。

为了让知识更加系统，我们又往前推进了一步，即不仅给出了应对特定护理问题的证据,还给出了引起特定护理问题的导因。这样一来,每项护理措施将和这些导因连接起来。于是,护理人将建立起这样的工作逻辑:某些导因导致了某个护理问题的出现;而某项护理措施因为解决了某个/些关键导因,所以对此护理问题起到了关键作用。一旦这个逻辑建立起来,掌握证据不再是死记硬背,而是知其然又知其所以然。

通过上述的工作,我们把"评估—计划—实施—再评估"的护理程序与循证护理自然而然地联系起来了。护理评估不再是就事论事,而是基于对护理问题导因的识别;护理计划也不单是针对现象,而是基于循证证据有的放矢;再评估也不是主观随意的,而是以护理措施能否消除护理问题的导因为依据。于是,护理计划不再是空泛的架构,而是以证据为基础、有血有肉的实践指南。

如果进一步将支撑"评估—计划—实施—再评估"的护理程序的大量证据编成结构化的知识库,结合标准护理语言,就会形成一个智能化的护理决策系统,以成本最小化和效率最大化的方式给临床一线护士提供循证和用证的决策支持。

在本书中,我们把这些年来的所寻所觅、所感所悟呈现给读者。限于我们的经验和水平,书中难免有纰漏和不足,敬请读者斧正。

徐建鸣　杨　磊

2021 年 10 月

目 录

第一章
循证护理、护理程序与临床护理实践

第一节　循证护理提升护理质量

2012 年国际护士会（ICN）将国际护士节主题定为"弥合证据和实践的鸿沟"，并在当年国际护士节推出了"从证据到实践——循证护理"资料包，内容包括了解循证实践、获取证据、化证据为行动、让改变发生及国家护理学会的职责五大部分。ICN 时任执行主席在致辞中写道："运用证据来指导我们的行动是改善卫生系统绩效一个关键的、可实现的方法。护士不仅需要学习如何收集证据，同时需要把证据转化为护理实践中的应用"。同年《柳叶刀》杂志 5 月刊《编者按》栏目刊出的"基于实践之护理的科学性"中，对国际护士节表达了例行的衷心祝福，随后对护理循证实践的滞后也进行了尖锐批评，最后提出了积极的鼓励和殷切的期待："全球护理界尚未将循证实践的理念和方法贯彻到实际工作中，对转型中的国家如中国等发展中国家，针对医护比例不合理的现状，尤其需要通过循证实践才能在数量上和质量上提升护理服务水平。"

从这场讨论的观点碰撞中，无论护理专业人士还是更为广泛的医学界人士都有这样一种共识：让护理人掌握最新、最佳的证据，是提升临床照护水平、改善护理服务的科学路径。护理人员针对某一特定问题干预方法的研究结果进行系统查询、严格评价、统计分析，将尽可能真实的科学结论综合后形成系统评价，并将系统评价结果制作成"最佳实践"或"临床指南"的形式，有利于临床护理人员获取最佳、最新的科学证据。再深入一步，针对临床实践中的问题，引入证据，制订审查标准，结合有效的管理策略，用来评价证据引入对系统、实践者及患者的影响，并针对发现的新问题，进入下一个循环。如此循环，不断推动证据向实践转化，促进临床护理质量持续改进。

可见，循证护理和临床实践应是紧密结合、相互促进的，循证护理通过对证据进行整合、传播证据及在实践中合理应用证据，以保证安全、有效且令患者满意的健康照护，促进护理质量改进；同时，持续护理质量改进的过程也是推进循证证据向实践转化以及不断更新证据的过程，帮助循证护理实现生态循环。但是，现状是由于方法、语言以及其他方面的复杂性，让"循证"和"临床实践"产生了沟壑。据统计，全球每年发表的医学论文远远超过 200 万篇，每天有大量的科学证据产生，但从证据的产生到临床应用总是面临重重困难，往往需要数年甚至数十年的时间，甚至还在重复着那些被证据证明有害无利的方法。综上所述，促进循证护理实践的证据应用成为一个紧迫的任务。学者们相继介绍与分享了很多促进证据应用的模式，如乔安娜·布里格斯研究所（Joanna Briggs Institute，JBI）的"证据的临床应用"模式、Iowa 的"循证实践模式"以及 Stetler 的"研究应用模式"等，这些促进证据应用的模式,有的是关注机构层面,有的则关注个体层面……其侧重虽各有不同,目的均聚焦如何促进临床证据应用。

基于此背景,为降低一线护士在执行护理程序中寻求证据的难度,从而帮助临床护士正确识别患者问题,获取解决问题的证据和证据等级属性,最终形成基于证据的护理决策,是当前推进循证实践的重中之重。

我们还可以延展一下思考,凭借以护理程序为根基的标准化护理术语系统,如临床照护分类系统(clinical care classification,CCC),运用循证的手段,构建该分类系统所涉及的集护理问题的概念、特征、评估工具及解决对策的临床护理知识库,让便捷、易用和可信的证据融入护理计划,让患者获得基于最佳证据的护理,让最佳实践回归到改善患者结局。而所有这些,如果再插上信息化、智能化的翅膀,一定会大幅度降低护理人获取可靠证据的难度。

一、循证护理定义、意义和挑战

循证护理是循证医学的一个分支,是近年来国际和国内迅速兴起的一门新的实践学科。它将护理行为由过去的理论知识加个人经验的模式转变为运用当前最佳证据为护理对象提供高质量服务的模式,使各项护理措施更为安全、有效。其中临床证据指经过研究及临床应用后,证明可信、有效,能够有力地促进医疗或护理结局向积极方向改变的措施和方法。

循证护理是在护理过程中将最新及最佳研究结果、护理人员的临床实践以及患者的选择三者结合起来考虑,制订最佳的护理方案为每个患者服务。其核心思想是谨慎、明确、理智地应用目前最佳的研究证据为每个不同健康状况的人进行护理决策。而护理程序是一个开放系统,构成系统的要素有患者、护士、其他医务人员及医疗仪器设备、药品、资料等。这些要素既有自己的独特功能,又有相互作用和与环境相互作用的特定功能,即给予护理对象有计划性的、系统的、全面整体的护理,使其恢复或增进健康。

循证护理为科学有效的临床护理决策和实践提供了依据和工作方法,推动护理质量持续提升,但现实是,证据向临床实践的转化极其缓慢且困难重重,如何促进基于证据的临床决策改变专业人员的实践行为一直是卫生保健领域探索的重点及挑战。因此,探索如何根据临床情境将证据整合到临床实践规范中,让临床专业人员的实践行为有科学证据可循,是推动证据转化和提升护理质量的关键。

二、寻找证据——从检索开始

循证护理的特点是以证据为核心。在以往的护理工作中,护理者主要根据护理经验、护理常规和教科书来制订护理计划,其结果是一些真正有效的护理方法因为人们了解不够而长期未被采用,而一些过时的、陈旧的护理方法被长期使用。循证护理就是指导护士去寻找护理文献中的证据,并衡量其真实性,以便确定将相关性最好、质量最高的信息用于患者。

1. 证据资源 研究证据根据研究方法不同可分为原始研究证据和二次研究证据。

原始研究证据是对直接在患者中进行试验研究所得的第一手数据进行分析讨论后所得出的结论。临床原始研究证据来自不同类型的临床研究设计,包括随机对照试验、队列研究、病例对照研究、横断面调查等。

二次研究证据是尽可能全面地收集某一问题的全部原始研究证据,进行严格评价、整合处理、分析总结后所得出的综合结论,是对多个原始研究证据再加工后得到的更高层次的证据。二次研究证据主要包括系统评价、临床实践指南、临床决策分析、临床证据手册、卫生技术评估报告及卫生经济学研究等。

循证证据来源多种多样,常用的二次研究证据来源有 Cochrane 图书馆、OVID 循证数据库以及 JBI 循证卫生保健数据库等循证实践资源数据库。而原始研究证据来源主要有 Medline、Embase、CINAHL 数据库和中国生物医学文献数据库等。

Cochrane 图书馆是 Cochrane 协作网的主要产品,属于国际性非营利的民间学术团体,是获得高质量循证医学证据的重要检索系统。Cochrane 图书馆主要包括以下数据库:① Cochrane 系统评价数据库(Cochrane database of systematic review,CDSR);②效果评价文献库(database of abstract of reviews of effects,DARE);③临床对照试验中心注册数据库(database of Cochrane central register of controlled trials,CENTRAL);④卫生技术评估数据库(health technology assessment database,HTA)。

OVID 循证数据库包含医学、生物、人文、社会等领域的 300 多个数据库,其最具特色的是全文数据库和服务临床的循证医学数据库。OVID 循证数据库将所有信息资源整合在一个平台上,实现了多个数据库间的跨库检索。

JBI 循证卫生保健数据库可检索到证据总结(evidence summaries)、循证推荐实践(evidence-based recommended practice)、最佳实践信息册(best practice information sheets)、系统评价(systematic review)以及用户信息页(consumer information sheet)。

Medline 是目前国际医学界使用较广泛的数据库之一,包含 500 种护理和口腔类刊物,由护理和口腔专业学会负责选择。PubMed 系统是开发的用于检索 Medline、PreMedline 数据库的网上检索系统,能检索到比 Medline 光盘数据库收录范围更大、数量更多的生物医学文献信息。它具有收录范围广泛、检索结果新、检索功能强、链接广泛、上网免费检索的特点。

Embase(excerpt medica database)涵盖了整个临床医学和生命科学的广泛范围,是最新、被引用最广泛和最全面的药理学与生物医学书目数据库,囊括了 70 多个国家或地区出版的 7 000 多种期刊,覆盖了各种疾病和药物信息,尤其涵盖了大量欧洲和亚洲医学刊物,从而真正满足了生物医学领域的用户对信息全面性的需求。

CINAHL(cumulative index to nursing and allied health literature)数据库是目前全球最大的护理及相关健康领域文献数据库。该数据库收集了护理专业期刊、美国护理协会、国际护理联盟组织以及相关健康领域的文献,共计约 3 200 种护理学、医学、心理学、行为科学、管理学期刊的引注和摘要,同时也提供护理学科的相关书籍、硕士论文和博士论文、专业实践标准、会议论文等。

中国生物医学文献数据库(China biology medicine disc,CBM)是由中国医学科学院医学信息研究所于 1994 年研制开发的综合性中文医学文献数据库,该数据库收录 1978 年以来 1 600 余种中国生物医学期刊,以及汇编、会议论文的文献记录,总计超过 400 万条记录,年增长量约 35 万条。CBM 的学科覆盖范围涉及基础医学、临床医学、预防医学、药学、中医学以及中药学等生物医学领域的各个方面,是目前国内医学文献的重要检索工具。

2. **证据检索基本策略**　证据根据其源文献的研究设计类型可分为 6 个层次,通常被比喻为证据金字塔结构,自下而上依次为原始研究、研究概要、系统评价、系统评价概要、专题证据汇总报告、决策支持系统;而自上而下则是上层证据对下层证据的高度整合(图 1-1)。

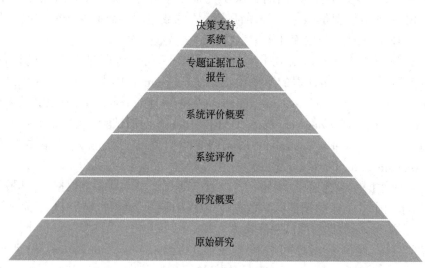

图 1-1　证据金字塔

获取证据需要在上述 6 个层次的金字塔结构证据中逐步检索,从最高层次的决策支持系统开始检索,如果决策支持系统不存在,则下一个最佳步骤是查找专题证据汇总报告,如检索最佳临床实践数据库(BMJ best practice)。许多组织都生产高质量的临床实践指南,如加拿大安大略省注册护士协会(Registered Nurses' Association of Ontario,RNAO)、美国国立指南数据库、国际指南协作组、加拿大医学会、苏格兰学院指南网站、英国国家临床优化研究所等。随后是系统评价摘要及系统评价,高质量系统评价结果通常是支持临床行动的优质证据。可前往 JBI 循证卫生保健数据库检索最佳证据,Cochrane 图书馆循证医学数据库检索系统评价,以及相关网站进行证据检索。如果没有在二次研究证据中检索到需要的证据,则最后检索原始研究。原始研究可通过检索国内外常用数据库获取,如中国知网、万方、维普、SinoMed、PubMed、Medline、Embase、OVID 资源平台等。

护理日常工作繁忙,临床护理人员不可能花费大量时间和精力去检索和评价证据质量,同时证据的可及性也是阻碍护士获取证据的主要原因。建设基于证据的知识库,能够为一线护士提供科学而又容易获取的护理措施,通过系统整合构建临床护理知识库,有利于护士获取和应用证据。

三、评价证据——衡量证据的强度

虽然国内外护理文献数量高速增长,但由于护理研究者水平的不同、临床护理研究设计条件的局限,目前所发表的证据的质量差别较大,部分研究证据的可信性和科学性较差。循证护理强调将最佳的研究证据应用于临床护理实践,若不对文献进行质量评价,将所有发表的研究结果都视为"最佳证据",将会误导临床工作,甚至给患者带来不良后果。因此在应用证据之前,必须评价证据是否真实有效、是否可信、是否能应用于临床情境以及支撑这些证据的强度。

在进行文献质量评价时应依据科学、规范的评价标准,而不是靠评价者的主观感觉、临床或研究经验来判断。关于评价标准,各循证医学中心针对不同设计类型的研究提出了相应的评价原则。评价标准可参考 Cochrane 协作网关于干预性研究系统评价手册、澳大利亚 JBI 循证卫生保健中心评价者手册或英国牛津大学循证医学中心文献质量评价项目。为了避免评价者的主观性,通常由两个人或多个人同时对一篇文献进行独立评价,出现意见分歧时,可通过共同讨论,或请第三人进行评价的方法解决分歧,最后对所评价的研究作出纳入、审慎纳入或排除的结果判断。

面对浩瀚的研究证据,临床护士不可能花费大量时间、精力去检索和评价证据质量,所以需要研究者预先确立证据分级标准和推荐意见,方便临床护士使用各种高质量的证据。证据等级评价系统是按照论证强度将证据定性分成多个级别,并进一步定量评价证据利弊关系的一系列方法。证据强度是指证据研究质量的高低以及结果真实可靠的程度,针对不同研究类型的证据,目前已有现成的评价方法和原则。除了考虑证据的论证强度,还应考查证据的风险性和费用,平衡利弊,作出正确的循证决策。多年来,全球各循证卫生保健组织构建了各自独特的证据质量分级和推荐强度系统,并不断更新,目前全球尚无完全统一的证据分级系统。

2000 年,包括 WHO 在内的 19 个国家和国际组织共同成立"推荐分级的评价、制定与评估(grades of recommendations assessment,development and evaluation,GRADE)"工作组,制定出国际统一的证据质量分级和推荐强度标准 GRADE 系统,于 2004 年正式推出。GRADE 系统是目前最常用的证据分级系统,被 28 个国际组织和协会(包括 WHO 和 Cochrane 协作网在内)所采纳。GRADE 系统适用于对随机对照试验(randomized controlled trial,RCT)和观察性研究的系统评价进行证据等级判断,原则上首先将来自随机对照试验的系统评价结果初定为高质量证据,来自观察性研究的系统评价结果初定为低质量证据,然后按照证据降级和升级原则进行升级或降级后,最终将证据划分为"高、中、低、极低"四个等级(表 1-1)。然后再根据证据质量、利弊关系、患者价值观和意愿以及是否合理利用资源,由指南构建组通过讨论并达成共识后,将推荐强度分为"强推荐"和"弱推荐"两个级别(表 1-2)。

表 1-1　GRADE 证据等级

证据等级	具体描述	研究类型举例
高	非常确信真实的效应值接近效应估计值	RCT 质量升高二级的观察性研究
中	对效应估计值有中等程度的信心;真实值有可能接近估计值,但仍存在二者不大相同的可能性	质量降低一级的 RCT 质量升高一级的观察性研究
低	对效应估计值的确信程度有限;真实值可能与估计值不相同	质量降低二级的 RCT 观察性研究

续表

证据等级	具体描述	研究类型举例
极低	对效应估计值几乎没有信心；真实值很可能与估计值大不相同	质量降低三级的 RCT 质量降低一级的观察性研究 系列病例观察 个案报道

表 1-2　GRADE 推荐强度

推荐强度	具体描述
强	明确显示干预措施利大于弊或弊大于利
弱	利弊不确定或无论质量高低，证据均显示利弊相当

护理领域证据分类方法以 JBI 循证卫生保健中心的证据分类方法较常用。由于护理学科证据的多元性特征，干预性研究中 RCT 设计在护理领域并不多见，而常以类实验性研究占大多数。而 JBI 基于多元主义的哲学观，认为医疗卫生保健领域证据的来源是多元化的，干预性研究、观察性研究、质性研究、经济学评价、诊断性试验、预后研究、专业共识、专家意见均可提供有深刻价值和意义的证据。对于证据推荐级别，JBI 建议在 FAME（feasibility，appropriateness，meaningfulness and effectiveness，FAME）结构指导下，根据证据的可行性（feasibility）、适宜性（appropriateness）、临床意义（meaningfulness）和有效性（effectiveness），结合证据的 JBI 推荐强度分级原则将证据推荐分为 A 级推荐（强推荐）和 B 级推荐（弱推荐）（表 1-3）。

表 1-3　JBI 的证据 FAME 结构（JBI FAME Scale）

证据的 FAME 结构	描述
证据的可行性	开展该项实践的成本效果如何？ 开展该项实践所需的资源是否具有可及性？ 是否有足够的经验和能力开展该实践？
证据的适宜性	该实践方式是否在文化上是可接受？ 该实践方式是否可在大多数人群中转化或应用？ 该实践方式是否适合于各种不同的场景？
证据的临床意义	应用该实践是否与患者的积极体验相联系？ 应用该实践是否不会导致患者出现不良体验？
证据的有效性	应用该实践是否获益？ 该实践是否具有安全性？

四、应用证据——让改变发生

将最佳证据应用于临床实践中,并与临床专业知识和经验、患者需求相结合,根据临床情境,给出辅助决策建议,帮助护士作出最佳的临床决策,指引临床护士照护患者,实现护理服务个性化的同时,保障护理的科学化,普及护理的同质化,全方位提升护理质量。

由于循证实践是一个系统的过程,涉及持续质量改进的各个实践环节,仅仅有证据远远不够,需要临床护理常规和流程的认证、更新和管理,需要借助管理的力量总结出一些推进证据应用的成功模式。下面将通过介绍三个较常用的证据应用模式,说明运用证据推进临床护理质量改善的过程。

1. JBI 循证护理中心的"证据的临床应用"模式　在 JBI 循证卫生保健中心 Alan Pearson 教授 2005 年提出的 JBI 循证卫生保健模式中,在"证据应用阶段"提出了"证据的临床应用模式",主要包括引入证据(情境分析)、应用证据(促进变革)和效果评价(过程评价和结果评价)3 个环节(图 1-2)。

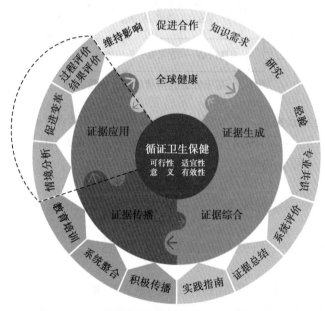

图 1-2　JBI 循证卫生保健中心证据的临床应用模式

首先,根据所在医院、病房的特点将证据引入系统中,其中包括评估证据的有效性、可行性、适宜性和临床意义,有针对性地筛选出适合于该情境的、有用的证据,制订循证的护理措施、护理流程、护理计划。然后,依据证据制订护理措施、流程、计划,开展护理实践,进行护理质量管理。最后,通过动态评审的方法,评价证据应用后的效果和对政策的影响,并在持续质量改进过程中巩固其应用,并不断更新证据,进入新的循环。

随着国内循证护理的发展,在总结既往证据应用研究和实践基础上,复旦大学循证护理中心于 2017 年形成了"基于证据的持续质量改进模式图"(图 1-3)。该模式图以 PDCA[计划(plan)、实施(do)、检查(check)、行动(action)的首字母组合]循环为指导,由四个阶段、12个步骤构成,以流程的方式阐述了针对临床实践中的问题,从证据获取、现状审查、证据引入到效果评价的证据应用全过程,在每个阶段都提供了具体的步骤作为操作性方法,并强调通过证据应用后的效果评价,对存在的问题转入下一个循环的动态循证实践过程。

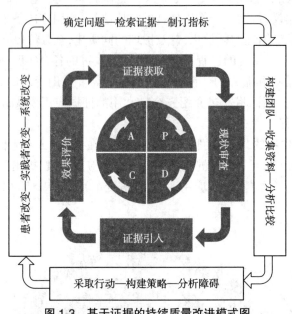

图 1-3 基于证据的持续质量改进模式图

2. Iowa 的循证实践模式 该模式 2001 年由美国护理学者 Titler 构建,强调研究的应用与循证实践结合(图 1-4)。该模式认为,循证实践是一个循环的过程,且应从机构层面开展,主要包括以下 6 个环节的循环:

(1)评估相关因素

1)问题相关因素:风险管理、质量改进资料、内部和外部的流行病学基础资料、成本相关资料、其他临床问题。

2)知识相关因素:新的研究文献、国家或机构的标准、护理哲理、质量控制委员会的问题。

(2)判断问题的重要性:对重要的、优先的问题进行循证。对机构或组织需要重点解决的问题,可设立循证实践方案,包括检索相关研究、评价并整合研究证据。

(3)有充分的研究证据,则计划变革包括确定结局指标、收集基线资料、构建基于证据的临床实践指南、开展循证实践试点、评价结局、修正临床实践指南 6 个环节。

(4)没有充分的研究证据,则计划开展原始研究,在研究结果尚未获得前,可基于可获得的病例报告、专家意见、普遍性的科学原理或理论制订实践规范,一旦获得研究结果,则用研究结果替代。

(5)评估变革的可行性:如具有可行性,则将变革大规模地应用于机构,并监测和分析变革的结构、过程、结局资料,包括在环境、人员配置、成本、患者受益的资料。

(6)如果变革不具备可行性,则通过持续质量改进过程,寻找新的突破口,进入新的循环。

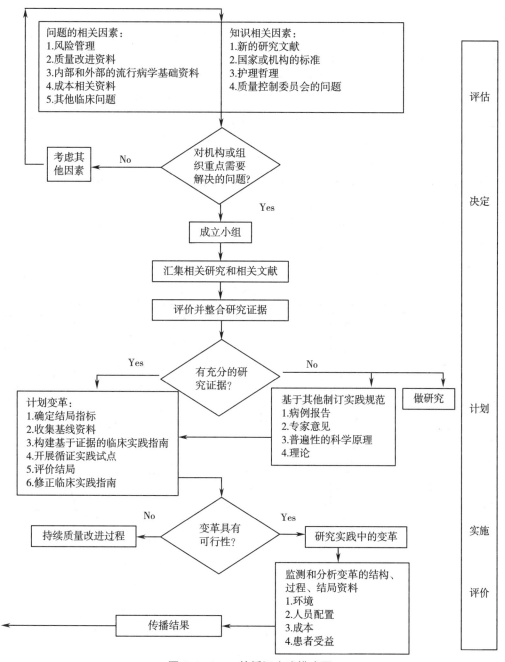

图 1-4　Iowa 的循证实践模式图

3. Stetler 研究应用模式　该模式注重个体层面的循证实践,在循证实践的证据应用方面具有一定的指导作用(图 1-5),该模式可促进临床人员在应用研究结果的过程中进行评判性思维,包括以下 6 个主要步骤:

(1)准备阶段:护理人员根据问题寻找、整理、选择来自相关研究的证据,文献应能够解决临床实践、管理、教育的难题,为制定政策、标准、程序提供参考,并有助于进行人员的在职培训。其间应考虑可能影响证据应用的外在因素和内在因素,最后确定拟解决的问题,并排列出先后次序。

（2）证实阶段：对所获得的证据的质量和应用价值进行评价，并做相应记录，该阶段需要对文献进行严格评价以筛选文献。

（3）比较性评价：通过对系列同类研究结果的比较（包含对证据的综合、证据力度的说明），评价该系列研究结果是否适合于所在场景的人群和环境？并从潜在的风险、所需资源、参与者准备程度3方面权衡考虑，该研究结果的应用是否具有可行性。

（4）决策阶段：该环节指研究者作出决定。可能的决定包括以下4方面：①应用研究结果；②考虑应用研究结果；③延迟应用；④不应用该研究结果。

（5）证据转化和应用：明确证据应用的方式、层次和类型，同时形成该证据的应用指南和行动计划，以及变革的过程和步骤。

（6）评价证据应用效果：评价应用证据进行变革的过程和结局，包括对实践的影响、对政策制定的影响以及对患者的影响。

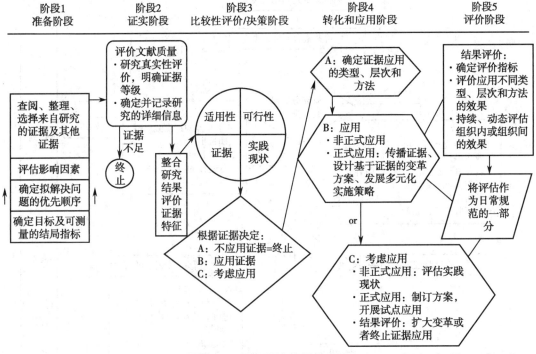

图 1-5　Stetler 研究应用模式图

由此可见，循证证据的应用并不是照搬证据。循证实践的核心要素是证据、临床情境、专业判断、患者的需求和价值观，证据应用需要考虑应用情境的特征，如证据应用的可行性、适宜性以及临床意义，证据是否适合本地，有无成本、文化上的差异，又如医护人员和患者能否接受。证据应用并非易事，需要团队的努力，无论是管理者、研究者还是实践者，都需要参与其中。

从寻找证据到证据应用，每一步都为循证护理实践增加了难度，包括循证门槛高，获取证据需要护士具有一定的外语水平以及接受相关循证培训学习；循证过程需要大量时间，而护理人员工作繁重，没有时间对一些重要问题逐项进行循证；而且一般临床护士没有足够的权力去改变护理常规和规范,如果没有自上而下的条例规定必须改革现有的不符合最佳实践的常规工作,要自下而上地改变是比较困难的等。这些临床应用循证证据面临的困难和挑战使得目前循证护理未能在我国护理实践领域真正深入推广。

基于以上困难和挑战,促进各种高质量的证据成果与临床实践结合有两点十分重要:其一是开展证据传播,降低护士获取证据的难度;其二是证据应用到临床实践需要落实在护理常规等指导护士开展临床业务的规范当中。据此如果能构建临床实践知识库,聚合不同等级的证据,如若干个系统综述 + 比系统综述低的证据组合,使得证据获取便捷可及,则护士通过临床实践知识库即可调取现有的最佳的证据组合,让临床护理迅速获得证据的支持,也便于管理者进行基于证据的科学决策。

五、基于证据的知识库降低知识获取成本

1. 临床护理知识库概述　知识是人类智慧的结晶,知识经过系统采集、整理形成知识库后,可以很方便地提取使用,大大降低了搜集的成本,方便后人汲取前人的智慧。当前,比较熟悉的各类期刊文献数据库,如中国知网(CNKI)、万方数据知识服务平台、中国科学引文数据库、PubMed 数据库、Medline 数据库等,为科学的发展提供了巨大的帮助。但是,严格来说,这些数据库其实仅仅是把前人的研究汇集在一起而已,并没有对各项研究内容进行加工处理,知识的整合程度比较低,但依旧可以称为是科学发展史上的伟大创新。系统综述可以被认为是某个领域某临床问题在某时点前的所有研究的汇集整理,整合程度比较高。如果把某领域的所有临床问题均进行系统综述,并持续更新研究进展,形成知识库,则可以极大方便知识的提取和使用,降低知识获取的成本。

本书中探讨的知识库是指针对某领域的知识进行持续采集、整理,方便知识提取的数据库,其知识的整合程度较高,方便直接使用。本书探讨的临床护理知识库聚焦在临床护理领域,主要是指针对临床护理领域相关知识的持续系统采集、整理,以方便知识提取和使用的知识库。

国外很早就开始了建立医学知识库的尝试。20 世纪 70 年代起,美国率先开始建设临床护理信息系统,1997 年美国艾奥瓦州大学医院及诊所(university of Iowa hospitals and clinics,UIHC)首次将标准化护理语言、护理措施分类(nursing interventions classification,NIC)和护理结局分类(nursing outcome classification,NOC)相结合,于信息网络检索和护理信息管理系统中进行应用,此后,世界其他国家纷纷有文献报道建立临床护理知识库系统。国外为护理服务的大型数据库主要有 Elsevier(爱思唯尔)科技期刊出版商出版的Mosby 护理学数据库,该数据库满足了护理人员在临床工作中快速查找、全面掌握本专业或非本专业知识的需求。但上述的各种数据库或知识库,其知识的整合程度都比较低,难以实现知识的快速提取与使用,目前国内也还没有比较系统、科学、实用性强的临床护理知识库。

2. 临床护理知识库的建设　临床护理过程需要遵循护理程序,护理程序的流程为评估—诊断—计划—执行—评价,被行业比较认同的核心触发点是护理问题,所以整个护理程序都是围绕着护理问题展开,从发现护理问题、确定护理目标、制订护理计划,到执行护理计划,评价护理问题是否得到解决。护理程序的相关内容将在本章第二节进行详述。临床护理知识库的构建需要围绕护理问题进行建设,包括如何发现并确定护理问题,制订怎样的护理目标,实现目标需要制订什么样的护理计划,以及如何评判达成护理目标。通过结构化的知识梳理,临床护理知识库可以帮助护士更好地建立临床护理思维,以及借助信息系统供护士进行随时检索。

护理诊断/问题的陈述一般遵循 PES 的规则,即需要陈述 P(problem,护理诊断/问题名称)、E(etiology,导因)、S(symptom and sign,症状和体征),其中 E 部分可以细分为导因(etiology,直接导致护理问题的出现)和相关因素/危险因素(related factors,与护理问题伴随出现或相关)。

护理病历的记录一般以 PIO 方式记录,即记录 P(problem,护理诊断/问题名称)、I(intervention,措施)、O(outcome,结果)。

综上,结合护理诊断的陈述规则、护理病历记录规范及标准护理程序,构建了 ESR-PGIO 的模型来构建临床护理知识库(图 1-6)。

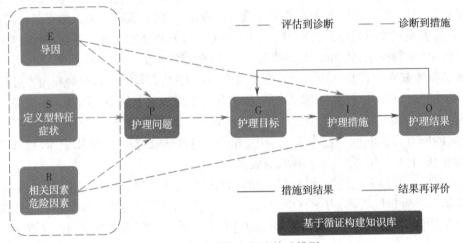

图 1-6 临床护理知识库构建模型

模型以护理问题为核心,通过循证的方法梳理出护理问题对应的定义性特征与症状,导致这个护理问题的原因以及可能会产生这个护理问题的相关因素和危险因素;制订该护理问题对应的护理目标;同时通过循证的方法确定针对该护理问题的护理措施,其中有些护理措施是解决该护理问题的导因、相关因素或危险因素,每条措施均需对应参考文献及循证级别;确定护理结果的评判方式。

在以护理问题为核心搭建护理知识库时要遵循两个原则,科学性和实时性。知识库内容的搭建要遵循循证的规范,保证内容的科学性,同时内容要更新及时,保证内容的实时性。

3. 临床护理知识库的展望 在临床护理知识库的帮助下,临床护理决策将会发生质变,当遇到不懂的护理问题时即时进行查阅,即可找到最新、最佳的证据供参考;培训教学也将得到极大的助力,临床护理知识库本身就是护理思维的集中体现,将更方便对新护士进行护理思维的培训以及方便新护士学习最新护理知识。

此外,临床护理知识库借助信息化手段也将在决策支持方面发挥巨大作用。2018 年发布的《电子病历系统应用水平分级评价标准(试行)》中把电子病历系统应用水平划分为 9

个等级,其中5级要求统一数据管理,基于集成的患者信息,利用知识库实现决策支持服务,并能够为医疗管理和临床科研工作提供数据挖掘功能,实现中级医疗决策支持;6级要求检查、检验、治疗、手术、输血、护理等实现全流程数据跟踪与闭环管理,并依据知识库实现全流程实时数据核查与管控,实现高级医疗决策支持。临床护理知识库的建设是实现护理方面决策支持系统的核心。临床护理知识库,本身是对相关领域知识的大规模的收集和整理,按照一定的方法进行分类保存,可以很方便地将这些知识数字化,实现快速在线查阅学习。其次,将护理知识库的内容进行标准化编码后,可以融入信息系统,方便信息系统按照统一的护理语言记录护理过程,做到护理全流程的留痕,实现护理过程管控;此外,按照循证实践知识库的推荐,利用编码和信息系统实现智能辅助决策,实时提醒护士当前患者的护理问题,并推荐不同循证级别的护理措施。

临床护理知识库融入护理信息系统将发挥三方面的作用:①护理知识库符合护理程序理念,将其融入护理信息系统中将助力临床护理过程实现评估—诊断—目标—计划—实施—评价的闭环,实现护理过程标准化;②护理信息系统将依据最新临床护理实践证据,给出智能化的辅助决策建议,指引临床护士照护患者,实现护理服务同质化;③护理信息系统采用知识库中的标准用语,助力医院用标准化语言记录临床护理全过程,实现护理价值数据化。

当然,从建立临床护理知识库到将其融入护理信息系统还需要经过两个环节:一是对知识库所有的内容进行结构化编码,二是通过编码将知识库中体现的逻辑关系表达出来(图1-7)。这两个过程大致如下:首先将临床护理知识库中的内容按照护理程序的模块分别进行结构化编码,形成护理评估库、护理问题库、护理措施库、护理结果库等,然后根据护理知识库中的逻辑用编码把护理评估、护理问题与护理措施之间的逻辑搭建出来,让信息系统实现临床照护支持的功能。本书重点是临床护理知识库的构建,故不对此作过多阐述。

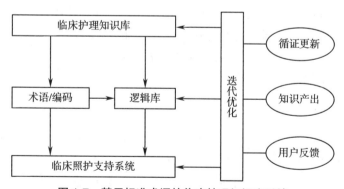

图1-7　基于标准术语的临床护理知识库系统

第二节　护理程序和临床实践

"责任制整体护理"是一种以患者为中心,将整体护理与责任制结合起来的工作模式,其核心理念是,责任护士运用"护理程序"的理论和方法,负责评估、计划、执行符合患者健康需要的身心整体护理方案,为患者提供整体、连续、协调、个性的护理,最大化地满足患者的健康需求,并评价护理效果。患者结局是否好转,通常可以直接判断出护理效果的好与坏。为了获得更好的患者结局,护理学者们越来越看重循证证据与护理程序的有机结合。护理程序中的评估、诊断阶段可以看作是信息收集与证据形成阶段;计划、实施阶段是证据运用阶段;评价阶段是对推荐使用的证据效果再评价。护士希望护理过程的每一个环节都能基于最佳证据,即护理程序的每个步骤都能融入最佳证据,也希望最佳证据能为患者带来良好的结果。为此,护士需要在责任制整体护理中更好地践行护理程序与循证护理的融合(图1-8)。通过这样的融合,护士就可以在整体评估过程中运用一些证据等级较高的评估量表,可以在诊断过程中得到标准化的护理问题,可以在护理计划过程中得到基于证据的、更符合患者情况的护理问题,可以在护理实施过程中运用个性化的循证证据作为措施,更可以在护理评价过程中验证通过循证方法得到的这些证据是否能真正给患者带来良好结局。

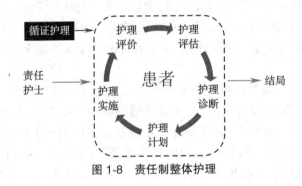

图 1-8 责任制整体护理

护理程序就像住院医疗实践中的临床路径的结构框架,基于高质量的临床研究证据,科学、严谨和规范的制订方法和流程,严格的质控,充分的资源保障和有效的传播手段,建立起优质、有效的诊疗规范体系。这样的思考过程能引导护士在工作中作出结构化的有效判断,长此以往则有助于引导护士形成良好的临床护理思维。冠名护理程序,也正是体现了护理专业的独立性和科学性,具有一定的可操作性,为护理学科发展奠定了基础。那么在本节,将重点讨论护理程序的步骤及其在临床实践中应用。

一、护理程序概述

1. **护理程序概念** 护理程序是一种系统而科学地安排护理活动的工作方法,包括全面评估及分析服务对象生理、心理、社会、精神、文化等方面的需要,根据需要指定并实施相应的护理计划、评价其护理效果,从而使服务对象得到完整的、适应个体需要的护理。护理程序是一个概念框架,使护理专业学生或执业护士能够系统地思考并处理有关患者的相关信息。更具体地说,它使护士能够:①收集有关患者的客观和主观数据;②基于该数据进行护理诊断;③制订护理计划;④实施护理措施;⑤作出护理评价。

2. **护理程序的起源与发展** "护理程序(nursing process)"概念由美国 Hall 教授提出,其将护理程序概括为核心、照护和治愈三个方面,并指出护理包括观察、提供照护和确认三个步骤。但当时基于"母爱的照护"理念,强调一对一护理,不太赞成小组协作。直到

Orlando 于 1957 年基于 Peplau 人际关系理论所提出的观察结论,以"科学性问题解决方法"的步骤为蓝本,利用"系统性思考"的过程,融入临床护理的特质,建立"护理程序"概念(Orlando,1961),提出护理程序的 3 个要素:患者的行为、护士的反应和有益于患者的护理行为。此概念是临床护理中第一个建立的标准化护理思维流程,也是目前护理人员接受护理基础教育的必修专业课程。1963 年,Wiedenbach 教授补充了 Orlando 教授的理论,对临床护理实践中的常见概念进行了定义,并首次用一系列连续的阶段来描述护理,这样更加明确了护理的程序性。而真正意义上的护理程序是 1967 年由 Yura 和 Walsh 提出的,与 Hall 和 Orlando 相比,他们提出来的护理程序并未涉及护患关系,而是把侧重点放在了如何使护理实践具有组织性和系统性上,明确了护理程序的内涵及其包含的 4 个步骤,即评估、计划、实施和评价,因此被誉为第一代护理程序,这也是护理程序发展的第一阶段(1950—1969 年)。

"护理诊断"一词最早由 Fry 教授于 1953 年因为书写护理计划的需要而提出,但直到 1973 年北美护理诊断协会才将其作为一个独立的步骤添加到护理程序里,使护理程序成为五个步骤。1991 年美国护理学会正式认可了护理程序中的护理诊断这一步骤,1998 年又将其中的计划与设立目标分开,改为 6 个步骤的护理程序,即评估、诊断、目标、计划、实施与评价。但现阶段应用最多的且被广泛认可的仍是五步骤的护理程序(图 1-9)。在护理程序推广过程中,护理人员没有书写的传统,护理程序在实际临床中的应用不容乐观。Cuesta 等在 1983 年研究了美国、英国护理程序的临床应用情况,结果发现两国的应用都不理想,原因是护士没有时间书写和认为没有必要。多年以后,Allen 教授的研究仍认为护理程序是护理的职业特征,但实践中仍不能被很好地掌握和实施。Clark 等反复强调,如果我们不能命名护理,我们将不能对护理进行管理、教授、研究和资助,也不能将护理纳入公共卫生政策。那么护理人员怎么才能"命名"护理,一个可行的办法就是充分利用信息技术,用统一和标准的护理语言来描述护理程序。为了更好地支持护理程序,美国护理学会建议在现代电子健康档案中植入标准的护理语言,以规范护理术语和支持临床护理实践。比如,北美护理诊断学会的护理诊断术语、艾奥瓦护理措施、护理结局术语联合应用(又称NNN),以信息化技术实现标准化的护理记录。此阶段是护理程序发展的第二阶段(1970—1989 年)。

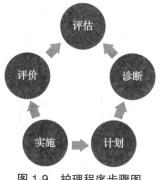

图 1-9 护理程序步骤图

在第二阶段的发展中,虽然公认了护理程序可以明显改善护理记录的质量,但学者们认为将其作为护理实践的基础仍显不足,原因是太侧重于解决护理问题,而忽视了批判性思维的关键要素,建议提出新一代护理程序。这一时期刚好处于美国实施病种预付费制度的大背景下,各医院努力寻求既能控制成本,又能提高服务质量的策略和方法,因此这一时期的护理程序更关注如何改善患者的结局和减少住院天数,研究的典型代表是 Pesut 和 Herman 教授 1999 年建立了"结局-现状对照"模型(outcome-present state test,OPT)。此模型是一个反复递归的临床思维模型,包括倾听患者的故事、确定中心问题、依据线索推理、反思、执行计划、对照、决策和判断等程序要素,最初为了建立学生的临床推理能力,后续作为教学方法广泛应用,但该模型还未得到美国护理学会的官方认可。而 OPT 模型和 NNN 模型联合应用,更有利于培养护士针对患者结局改善的批判性思维护理的实施。Park 的研究证明了联合两种护理模型的应用,在心力衰竭患者的护理计划实施中得到了很好的效果。Park 认为两种模型联合使用有利于推动最佳护理实践的实施。此阶段是护理程序发展的第三阶段(1990—2009 年)。

第四阶段(2010—2024 年)是护理知识库构建的阶段,这一时期基于前三个阶段的发展,电子记录已经取代纸质版记录,国际标准护理术语不断发展,基于护理术语的护理知识库构建,基于应用标准护理语言的病例记录,可以将护理诊断、护理措施、护理结局联合病例资料进行分析,通过分析相似的病例,可以得知他们之间的关系和与患者结局的实际关系,积累和发展护理专业知识库。

第五阶段(2025—2034 年)是模型护理阶段,针对这个概念还没有统一的定义,而 Davidson 等认为,模型护理是一种有理论依据的、以循证实践和临床标准为基础的、特定保健服务的提供方式,适用于那些医疗卫生资源有限但试图改善保健服务的国家。模型包括循证护理、管理改进、协作模型、质量改进模型、健康促进模型和项目管理等。在美国,模型护理中的模型主要指技术改进和协作模型。因此,Pesut 预测美国护理程序发展的第 5 个阶段是模型护理,即护理人员利用信息化技术,基于特定的患者群体护理诊断、护理措施和护理结局的出现率和使用率而确定护理模型,提供护理服务,同时可以远程查看其他医院同类病例资料,优化为患者提供的护理服务。同时,在这一阶段不同机构相互协作,PDSA(计划、执行、研究、行动)也可以列为护理程序的形式之一。

第六阶段(2035—2050 年)是前瞻护理阶段,前瞻护理是指护理人员根据患者独特的个性建立预见性的护理模型,将这些模型与国际护理数据库或不同医院的经验性数据进行对比,提出具有前瞻性的个性化护理诊断、护理措施和护理结局。

3. 护理程序的步骤 国内护理程序由护理评估、护理诊断、护理计划、护理实施和护理评价五个步骤组成。

护理评估:是护理程序的第一步,是有目的、有计划、系统地收集患者生理、心理、社会、精神及文化方面的健康资料并进行整理,从而发现其健康问题。

护理诊断:在评估的基础上对所收集的资料进行分析,确定患者的健康问题。

护理计划:针对护理诊断所涉及的健康问题制订出一系列预防、减轻或消除这些问题的护理措施和方法,包括对护理诊断排序、确定预期目标、制订护理措施。

护理实施:是护士及患者按照护理计划共同参与护理实践活动。

护理评价:是将患者对护理活动的反应、效果与预期的护理目标进行比较,以评价目标完成情况。根据患者的健康状况和需要可以引入下一个护理程序的循环(图 1-10)。

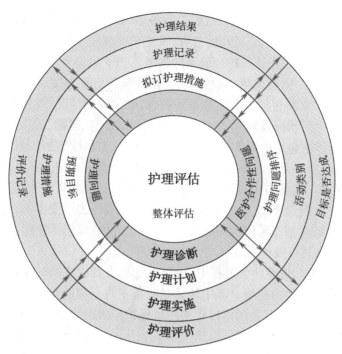

图 1-10　护理程序示意图

4. 临床护理知识库对护理程序的处理　临床护理知识库构建过程遵循护理程序,同时对护理程序的各步骤进行了进一步的逻辑关联,知识库围绕着护理程序闭环中的核心内容护理诊断/护理问题展开,以护理问题为核心,通过在评估步骤中得出阳性项目,如导因(E)、定义性特征/症状(S)、相关因素/危险因素(R)等推出相应的护理问题(P);接着在护理计划过程中确定患者现阶段需要解决的护理问题,设定相应具体的护理目标(G),制订护理计划;再根据护理计划在实施步骤执行相应的护理措施(I),在评价步骤得出患者的实际护理结果(O),通过对护理程序每个步骤的梳理来构建 ESR-PGIO 的模型(具体内容详见本章第一节),形成临床护理知识库的架构。

二、护理评估

护理评估是护理程序的第一步,是指系统而有计划地收集患者完整以及可靠的资料。资料按照来源划分包括客观资料与主观资料,按照时间划分包括既往资料和现在资料。在评估过程中获得的患者资料可以是症状、体征等阳性结果,可以是护理问题的导因、相关因素和定义性特征等证据,也就是说护理评估过程也是收集信息和提供基于证据的决策过程。评估是否及时、准确、全面,直接关系到护理诊断过程的准确性和后续护理计划及护理实施的针对性。评估既可以是整体的评估,亦可以是针对患者病情变化或潜在风险的评估,比如针对呼吸系统病情变化的评估、针对跌倒风险的评估。有研究调查显示,从评估量来看,入院评估是最完整的评估,相对而言,每日护理评估执行项目随后会递减。从住院单元来看,重症监护室(ICU)每日进行的护理评估比一般病房多很多,明显呈现评估次数与病情严重程度相关。研究还建议利用系统性评估架构引导护理人员完成护理评估。还有其他研究建议患者评估工具应该标准化,标准化的意义是指选择具有良好信效度且临床可操作性强的评估工具进行评估与测量,比如口腔评估,应用最多的是 WHO 建议的口腔评估量表。评估的作用很重要,评估是一个动态、循环的过程,贯穿于护理程序各个步骤,既是确定护理诊断和执行护理措施的基础,也是评价护理效果的参考。

1. **护理评估内容**　主要包括一般资料、生活状况及自理程度、健康评估资料及心理社会状况等。其中一般资料包括患者的基本资料、此次住院的情况、既往史、家族史、过敏史、对健康的预期等。生活状况及自理程度包括饮食、睡眠休息、排泄、健康感知与健康管理、活动与运动等。健康评估包括生命体征、身高、体重、各系统的生理功能及认知感受型态,比如针对患者呼吸系统、循环系统、消化系统、运动系统等的评估。护士在收集资料时需要详细询问相关资料,比如一位胸痛患者疼痛的起始时间、疼痛性质、强度等信息。心理社会评估包括自我感知与自我概念型态、角色与关系型态、应对与压力耐受型态、价值信念型态。比如自我感知与自我概念型态可以收集患者有无焦虑、恐惧、愤怒等情绪反应,从而后期为患者制订护理计划时更具可操作性。

2. **护理评估方法**　护理评估过程中,可以通过与患者或家属的谈话、观察、健康评估、查阅文献等方法进行资料的收集。其中谈话是收集主观资料的最主要方法,这种方法也有利于与其建立信任的关系,但是谈话过程中注意保护患者的隐私。观察可以与健康评估同时进行,也可单独进行。通过观察可以获得患者的外貌、步态、体位、精神状态等情况,也可以获得会谈中遗漏的信息。健康评估是收集客观资料的方法之一,主要包含视诊、触诊、叩诊、听诊、嗅诊等体格检查方法,从而了解患者的阳性体征,确定护理诊断,制订护理计划。除了以上的方法,还可以使用一些心理测量及评定量表对患者进行心理评估。

3. **护理评估步骤**　护理评估是通过收集资料、核实资料、整理资料、分析资料、记录资料五个步骤完成的。收集资料过程在各医院的入院护理评估单都有所体现,基本大同小异,目的都是为了获取患者更完整的信息。核实资料一般伴随着收集资料过程发生,保证资料更加详细和准确。例如一位患者主诉咳嗽,护士应进一步确认咳嗽的详细信息,如具体时间、频次、有无诱发因素、是否伴有咳痰等。整理资料过程是为了获得患者护理需求,从而确定护理问题。对于资料分类现阶段有很多种分类方式,如马斯洛需要层次分类、戈登的 11 种功能性健康型态分类等。分析资料的目标主要是找出相关因素和危险因素,从而在后续工作中采取有针对性的预防措施。

三、护理诊断

护理诊断是护理程序的第二步,是对组织归类的资料进行分析、归纳与判断,以确定患者现存或潜在的健康问题和引起健康问题原因的过程。在护理程序步骤中护理诊断既是一个动词,又是一个过程。护理诊断过程可类比诊疗过程中的医学诊断过程,医生通过医学诊断过程判断出患者的疾病诊断结果(ICD 编码),护士也可以通过护理诊断过程判断出患者的护理诊断结果(护理问题)。1990 年,北美护理诊断学会(North American Nursing Diagnosis Association,NANDA)提出并确定了护理诊断的定义,这里的 NANDA“护理诊断”可以理解为名词属性,它在国内应用相对广泛。

“诊断”二字,以医学术语为镜,可以从 ICD 系统窥见一斑,即使已经经历了 100 多年的发展,仅 1992 年正式公布的 ICD-10,也经过四易其稿,十年努力,才为每个疾病的论断列出了诊断指标与鉴别诊断要点……所以如果冠以护理诊断,其真实性和科学性必须经历大量临床数据的考证,才会得以完善和使用。因此目前以 NANDA 护理诊断描述护理问题时,可以称之为护理诊断,因为那是经过 40 年 NANDA 用户使用与考证过的。而 NANDA 迄今也只有 200 余条诊断,与临床护理所面对的是患者疾病状态下的生理、心理和社会的反应相比,只是其中一部分。为了规避没有达到"诊断"境界的那部分临床护理问题,一些专家提出用"护理问题"这个名词来描述未被 NANDA 正式颁布的那些描述患者现存或潜在的健康问题。这个提法在国内很大程度上被接受与实施了。本书也选择"护理问题"这样的术语来描述患者的健康问题。

1. 护理问题组成 经过多年发展,目前护理问题的结构组成包括三个要素:

健康问题:需要护理人员运用护理专业知识和方法处理或改善的问题,而问题是指护理对象本身的健康问题。

导因或相关因素:直接或间接造成护理对象产生健康问题的因素,称为导因或相关因素。每一个相关因素皆是规划护理计划或护理活动的基本依据,不同的导因虽然引发健康问题相似,但是患者所需及护理人员所提供的护理处置不同,所以导因是决定护理计划及措施执行方向的重要指标,某种特定情况下解决了某健康问题的导因,该健康问题也可能随即好转。

定义特征:是具体、可通过测量或观察获得的一组主观和客观症状及征象,是显示患者的状况与某一个护理诊断相符合的标志,可分主要定义性特征及次要定义性特征。有时患者所呈现的某一个症状或体征会同时在不同护理诊断出现,需要护理人员细致观察患者的情况再进行推理分析,以作出合理诊断。

2. 护理问题的意义 护理诊断过程产生的护理问题是将患者健康问题以标准化词语进行编辑,这是护理资讯信息化的第一步,也是最重要的一步。标准化的护理问题可以达到以下目标:

(1)护理专业间的有效沟通:不同层级、不同专业的护士使用统一的标准化护理问题描述,有利于沟通和同质化。

(2)提升护理照护与教学品质:在照护过程和护理教学过程中,使用统一规范的护理问题可以提升护生对患者存在问题的认识,从而提高患者的照护质量。

(3)在医疗处置外呈现护理独特照护功能:护理问题是并列于医疗诊断的护士专业特点的体现,只有充分认识其对护理专业特点的重要性,才能发挥护理独特的照护功能。

(4)可以进行病历信息化,积累与整合患者照护资料,利用严谨的研究方法,将护理对患者照护的知识及贡献与患者照护成效进行关联,将克服无法提出有效证据证明护理处置对患者照护成效的影响,以及无法证明护理价值的难题。

四、护理计划

护理计划是护理程序的第三步,由护理人员根据评估患者所获得资料进行分析、归纳与判断,为护理问题进行优先级排序,设定每个护理问题的预期目标,进而计划列出要提供给个人、家庭及社区以解决患者健康问题的一整套护理措施。护理计划的拟订,要让患者及家属参与并共同讨论。

护理计划的目的是让患者能够接受持续、安全及有品质的护理照护,护理计划也应是病历记录的一部分,以便其他医务人员查看参考。护理计划包含三个必要的组成项目:健康问题、护理目标及护理措施。

1. **健康问题** 以护理问题形式呈现患者健康问题,同时必须出现支持此健康问题成立的相关因素,以及造成此健康问题的导因。健康问题的不同导因会影响后续护理措施的拟订。在护理计划过程中首先需要设定护理问题的优先处理顺序,如果患者存在数个健康问题,问题的优先处理顺序必须是对生命有威胁的健康问题优先,之后考量的是基本需求的满足,可以依据马斯洛需要层次论来决定,先解决生理和安全等低层级需求,再逐步解决爱与归属、自尊及自我实现等高层次需求。

2. **护理目标** 护理计划中确定了护理问题的顺序后,就需要建立每个护理问题的预期目标(护理目标)。制订的护理目标必须是客观的、可以测量的,或是患者主动表达及护理人员可以观察的。制订护理目标的第二个重点是必须要有时间管控,大部分健康问题的改善必须是循序渐进的,因此,护理目标可以依据患者疾病进展或症状、体征的快慢设定短期、中期及长期目标;还要根据不同患者的接受能力、知识、技能、态度与兴趣等实际情况,制订不同层次的目标。总之,护理目标需要具备三个要素,即主体、行为和时间节点,如出院前患者/主要照顾者能独立更换肠造口袋。护理目标也可采用 CCC 中的目标"改善、稳定"两个目标分类,此处的目标是针对每个护理问题的预期目标有两个目标,护士可根据患者实际情况设定不同的目标。比如:当患者在评估后,得出存在"皮肤完整性受损"这个护理问题时,需要在一定的时间期限内设定患者的该问题目标是改善还是稳定,评判的标准则是具体的、可衡量的客观指标。

3. **护理措施**(护理处置) 护理措施是以患者健康问题为目的,选择并执行一组适当的护理活动。护理人员选择护理措施必须针对健康问题之导因及护理目标,而所提供的措施必须具有实证基础,并尊重患者的宗教信仰与文化差异。因此,每个患者的护理措施均要求是个性化的。在制订护理措施时,需要以科学思维为基础,制订的每条护理措施都有量化概念,包括量、频次、时间三个维度。明确每条护理措施的执行频次、维持时间与适宜的执行时机,从而制订出个性化的护理措施。临床常见的护理措施按照活动类型分类包括评估与监测类护理措施、护理执行类护理措施、教导指导类护理措施、管理转介类护理措施。所以,需要将护理措施标准化,后期的护理照护成效才能被测量与呈现,各个程序的资料完整后才能产出具有实证基础的护理记录,为后续的工作打下基础。

五、护理实施

护理实施又称护理措施执行,是护理程序的第四步,此步骤是执行拟订的护理计划。护理实施的参与者主要由护士、患者和家属组成,护士负责协调实施过程中所有参与者的活动。护理实施包括直接执行或间接执行的干预措施,其中评估监测类护理措施、护理执行类护理措施、教导指导类护理措施都是直接执行的干预措施,管理转介类护理措施是间接执行的措施。护理措施执行就是循证证据应用的过程,在执行护理措施时,护士也会不断评估患者对护理措施的反应,从而可以评价护理措施的有效性,即验证证据应用的有效性;随着患者的病情变化,执行护理措施后护理问题也会改变,需要重新分配护理问题优先级时,则返回护理计划中重新进行排序和修订。

为了更好地区分各护理措施的动作属性,实现更加清晰的护理措施的动作界定,从而使措施在呈现上更加清晰,护理措施之间无交叉、重复,形成标准护理措施,就需要对每条护理措施进行分类。护理措施按照护理活动类别主要分为4种,每个护理活动类别又可分为4种护理动作,每个护理动作的定义和具体举例如下:

1. 评估监测类护理动作:评估／监测／评价／观察

评估:是指对患者的身心状态进行评估,常包含评估的内容及方法,即观察后经过判断和专业的转译得出结论。例:观察活动无耐力患者活动期的不耐受反应,是否有呼吸困难、嘴唇发绀等症状。

监测:一般是能取得客观数据的活动过程。例:监测活动无耐力患者活动时血氧饱和度的变化。

评价:是指评价已执行措施的效果。例:评价吸痰效果。

观察:通常是指直接看到的内容,如描述性的内容。例:观察患者皮肤状况。

2. 护理执行类护理动作:护理／执行／提供／协助

护理:对患者的直接照护,帮助患者所做的工作,完全由护士操作。例:做好腹泻患者的皮肤护理,预防失禁性皮炎的措施。

执行:是指护理操作医嘱。例:遵医嘱给药。

提供:是指提供给患者可参考或利用的资料、用物等。例:提供辅助器具。

协助:是指护士从旁帮助,辅助患者完成护理活动。例:协助活动无耐力患者变换体位,协助患者翻身。

3. 教导指导类护理动作:教导／指导／培训／监督

教导:是指直接教会患者的健康教育内容,一般是指患者之前不会的内容经过教导后学会的专业知识。例:教导慢性阻塞性肺疾病患者学会呼吸运动训练。

指导:一般是指非专业知识的健康教育内容。例:指导床旁呼叫铃的使用,院内环境介绍等。

培训:是指团体性的宣教培训。例:给糖尿病患者团体进行健康宣教课程。

监督:是指看患者是否能做好,在患者旁边观察。例:监督跌倒风险患者进行步态训练。

4. 管理转介类护理动作:管理／转介／联系／通知

管理:是指并非直接作用于患者身上的措施。例:管理病房环境的措施(有跌倒风险的患者)。

转介:是指将患者转介给其他专业或专科。例:转介至血液透析室。

联系:是指与其他医疗团队沟通并告知患者事宜,但主要是讯息的传达。例:联系营养师。

通知:一般指与其他医疗团队的沟通事宜,通过沟通告知其他团队必须知道的事情。例:通知医师患者的生命体征变化。

六、护理评价

护理评价是护理程序的第五步,是将患者的健康状况与原先确定的护理目标进行有计划的、系统的比较过程。护理评价贯穿在护理活动的全过程,评价中进行比较的基础资料是对患者最初评估阶段获得的资料;护理诊断是评价的依据,护理目标是评价的标准,即需要评价每个护理问题的改善情况,比如评价某个护理问题可能得出的三种结果:"问题改善、问题稳定、问题恶化。"评价也是对计划及实施的全面审核过程,即护士需要对照护理计划评价完成情况。确定患者的护理问题解决与否，也是评价护理质量和促进护理工作改进的过程。

评价是护理程序循环中的最后一步，但是如果患者的护理问题尚未解决或产生新的护理问题，评价后还须进入下一轮的护理程序循环"评估—诊断—计划—实施—评价"，以期达到患者最佳身心状况。

七、构建基于护理程序的临床护理知识库

护理程序的每个步骤都需要护士认真思考并准确推理，所以运用护理程序能更好地培养护士的临床护理思维能力，形成规范的护理工作流程。也就是说护理程序会告诉护士解决问题的每个步骤，但每个步骤具体怎么做则需要融入科学证据，如评估 65 岁以上老年住院患者的跌倒风险，从众多的跌倒风险评估量表选择哪一种工具更为合适？为了弥补最佳证据到临床应用的鸿沟，让循证证据方便临床系统呈现、准确筛选和恰当使用，需要构建基于护理程序、依靠循证证据的临床护理知识库。基于知识库的严谨性考虑，循证专家团队以护理问题为核心，运用规范的循证护理方法获得护理问题的定义性特征、导因和护理措施等循证证据，再把这些循证证据通过护理程序搭建起来，这样就做到了护理程序的每一个步骤都融入循证证据。本书第二章第二节的内容则是针对临床护理知识库内容的展示，本书挑选出临床中最常见的 40 个护理问题，按照护理程序集合起每个护理问题的系统性的最佳护理证据，以便临床护士们可以更好地浏览、选择和应用这些证据。同时随着证据应用范围的扩大和数据日益增多，证据能够迭代更新，演变出更多、更新的最佳证据。

第 二 章
中卫护研院临床护理知识库护理问题汇集

第一节　中卫护研院临床护理知识库概述

　　临床护理实践过程中,护理证据获取过程缓慢且成本很高,对于绝大多数护理人员来说,存在方法学、语言、时间和精力有限等壁垒。只有想办法降低获取证据的成本,才能把最佳实践的珍贵经验落实到临床,让患者受益。为了降低证据获取成本、提升护理证据应用效率、促进护理证据应用,中卫护理信息管理研究院尝试了一些探索的方法,构建了适用于临床的基于护理问题的临床护理知识库。构建过程是确定知识库的架构后,建立研究院知识库循证专家小组,对小组成员统一培训之后,使用循证方法把护理相关的证据以护理问题为中心进行荟萃;为了进一步便于使用护理证据,再以"护理程序"为骨架,建立起临床护理过程所需的"护理评估库""护理问题库""护理措施库",这样可以使得知识的"分布"与护理的"思维"相契合,护士使用起来更加得心应手。如此一来,护士们便可以在日常工作中便捷接收到最佳实践的证据,让工作既规范、踏实又相对轻松。

　　本章第二节内容是临床护理知识库中截取的一部分案例,选择了 40 个最常见的护理问题。此处护理问题名称均使用了国际标准护理术语之一临床照护分类系统(CCC)中的翻译版本,从护理问题的定义、症状 / 定义性特征、相关因素(导因)/ 危险因素、护理目标、护理措施依次进行描述,其中,从症状 / 定义性特征到护理措施都是知识库构建过程中检索到的相关证据。特别说明一下,护理措施表格中附注了每条证据的循证级别,此处的循证级别是指基于 JBI 证据预分级系统(2014 版)的分级标准,共 Level 1~Level 5 五个分级,其中,标注"Level 5"的证据既有严格按照分级标准划分的证据,也有来源于经验、教科书等出版物的证据;循证级别标记为"空白"的是指该条措施来源于指南类的文献,由于不同指南类文献使用的证据分级与推荐标准不同,故统一标记为空白。受篇幅所限,每个护理问题的具体参考文献不作标注。

第二节　中卫护研院临床护理知识库问题案例

一、活动无耐力

（一）护理问题定义

个体缺乏足够的生理、心理方面的能力来完成所需或期望的日常活动。

（二）症状 / 定义性特征

1. 由活动引起心率异常。
2. 由活动引起血压异常。
3. 反映心律失常的心电图改变。
4. 反映心肌缺血的心电图改变。
5. 劳累不适。
6. 劳力性呼吸困难。
7. 疲乏主诉。
8. 全身无力。
9. 虚弱主诉。

（三）相关因素（导因）/ 危险因素

1. 营养不良。
2. 氧气供需失衡。
3. 制动。
4. 静态生活型态。
5. 卧床。
6. 呼吸系统疾病。
7. 循环系统疾病。

（四）护理目标

1. 主诉活动耐力增加。
2. 活动时心率、血压正常，无明显不适。

（五）护理措施

执行类别	措施名称	措施详情	循证级别
观察	观察呼吸困难的表现	观察患有呼吸系统疾病的患者活动时有无呼吸困难的表现：加重的呼吸困难、失去控制呼吸节奏的能力、鼻塞、面部窘迫、肤色变化（苍白 / 发绀）	Level 5
观察	观察中枢神经系统症状及循环系统灌注不足的症状	患者站立时，观察有无中枢神经系统症状及循环系统灌注不足的症状：虚弱、恶心、头痛、头晕、视物模糊、疲劳、颤抖、心悸	Level 5
监测	监测生命体征	监测患者生命体征：体温、脉搏 / 心率、呼吸、血压	Level 5
监测	监测血氧饱和度	监测患者血氧饱和度	Level 5
评估	6 分钟步行试验	进行 6 分钟步行试验	Level 5
评估	使用呼吸困难信念问卷（BBQ）	评估患者对呼吸困难和活动的恐惧程度：使用呼吸困难信念问卷（the breathlessness beliefs questionnaire，BBQ）	Level 5
评估	使用Berg平衡量表（BBS）	评估跌倒风险：选择 Berg 平衡量表（Berg balance scale，BBS）	Level 5
评估	评估全身皮肤状况	评估患者皮肤：皮肤完整性、颜色、温度、湿度、弹性及皮肤感觉	Level 5

执行类别	措施名称	措施详情	循证级别
评估	评估药物副作用——活动无耐力	评估患者正在服用的药物是否会导致活动无耐力:β受体阻滞剂、降脂药、抗精神病药、降压药	Level 5
评估	评估活动不耐受症状	评估患者活动时有无不耐受症状:恶心、面色苍白、头晕、视物模糊、意识障碍、呼吸急促、脉搏加快、血压升高等	Level 5
评估	评估直立性低血压症状	评估老年患者活动时有无直立性低血压发生:乏力、头晕、心悸、出汗、昏厥等	Level 5
评估	评估认知功能	应用科学工具评估患者的认知功能: 1. 简易智力状态检查(mini-mental state examination,MMSE)是目前临床应用最广泛的认知筛查量表,包括定向力(10分)、记忆力(3分)、注意力和计算力(5分)、回忆能力(3分)、语言能力(9分)五个部分,最高分为30分 2. 分数在27~30分为正常,分数小于27分为有认知功能障碍 3. 痴呆严重程度分级:MMSE≥21分为轻度痴呆,MMSE在10~20分为中度痴呆,MMSE≤10分为重度痴呆	Level 5
护理	心理支持	做好患者的心理护理: 1. 注意护患沟通,尊重患者隐私 2. 对患者的紧张、恐惧、焦虑等情绪进行疏导 3. 每天鼓励患者表达感受,发现患者情绪变化时请家属陪伴患者,护士及患者家属应认真倾听患者的诉说并表示理解 4. 让患者学会放松,可听轻音乐、做深呼吸 5. 减少与正处在焦虑、烦躁等情绪中的患者相接触	Level 5
护理	制订活动计划	与患者共同制订活动计划	Level 5
执行	给予氧疗	遵医嘱给予氧疗,使氧饱和度维持在正常范围	Level 5
提供	提供行走活动工具	给患者提供行走或活动的工具,如步行器、拐杖或轮椅等	Level 5
协助	协助床上活动	协助患者在床上左右翻身、由仰卧位至坐位、适当地坐在床边,活动时间根据患者情况而定(在患者能耐受的情况下每次活动15~30min)	Level 5
协助	协助下床活动	协助患者采取渐进式下床活动,当患者自觉头晕及身体不适时,应暂停活动,以防止跌倒意外发生	Level 5
指导	健康教育——肺功能康复训练	指导患者参加肺功能康复训练	Level 1
指导	健康教育——心脏病患者活动	指导患者如果锻炼时出现心脏失代偿症状,立即停止活动:胸部不适或发热、心悸、极度疲劳、头晕、共济失调、面色苍白或发绀、恶心、心律失常、运动性低血压、运动性血压升高、不适的心动过缓、不适的心率增加	Level 5

执行类别	措施名称	措施详情	循证级别
指导	健康教育——活动前后适当休息	指导患者在就餐、沐浴、治疗和体力活动前后适当休息	Level 5
指导	健康教育——强化训练和耐力训练	指导患者进行强化训练和耐力训练	Level 5
指导	健康教育——指导患者使用辅助设备	指导患者使用病房中的床挡、扶手等辅助设备	Level 5
教导	健康教育——活动建议	教导卧床患者(或患者家属)改变体位、早期活动、功能锻炼的重要性	Level 5
教导	健康教育——安全知识	教导患者及其家属掌握安全知识： 1. 将日常用品放置在随手可及的地方,学会使用呼叫器,上床应拉起床挡 2. 患者如厕、下床活动等需要有人陪护,穿防滑鞋,衣裤勿太大、太长 3. 服用镇静安眠药的患者要等待完全清醒后再下床活动 4. 应用血管扩张剂的患者改变体位的动作要慢,下床时坚持3个30s原则再行走,即醒后30s再起床,起床30s再站立,站立30s再行走 5. 对使用降糖药物、降压药物、利尿药物、止痛药物等的患者,要加强观察患者的神志、精神、步态、血压,嘱患者一旦发生不适,先不要活动,应立即呼叫医护人员,医护人员应给予必要的处理措施 6. 精神科病房,医护人员应将剪刀等物品放置妥当,避免患者接触此类物品而发生危险	Level 5
教导	教导患者参加心脏康复计划	教导心脏疾病患者参加心脏康复计划	Level 1

二、疲惫

(一)护理问题定义

存在生理、心理及日常活动能力缺乏的风险。

(二)症状/定义性特征

1. 注意力下降。
2. 对周围不感兴趣。
3. 对难以承担应负的责任,有内疚感。
4. 无法维持正常的身体活动。
5. 无法维持日常活动。
6. 睡眠后也无法恢复体力。
7. 休息需求增多。
8. 自我否定。

9. 缺乏活力,无生气,无精打采。

10. 感觉极度劳累。

11. 嗜睡。

(三) 相关因素(导因)/ 危险因素

1. 焦虑;抑郁。

2. 贫血。

3. 疾病状态(如癌症、多发性硬化症、呼吸系统疾病、冠状动脉疾病)。

4. 体力消耗增加。

5. 营养不良。

6. 疼痛。

7. 怀孕。

8. 睡眠剥夺。

9. 环境障碍　湿度、光线、噪声、温度不适宜。

10. 负面生活事件。

(四) 护理目标

1. 能找出加重和缓解疲劳的潜在因素。

2. 能正确描述、评估并跟踪疲劳。

3. 能描述疲劳影响日常生活目标实现和活动能力的方式。

4. 能识别引起疲惫的潜在原因。

(五) 护理措施

执行类别	措施名称	措施详情	循证级别
监测	监测营养状况	监测营养指标: 1. 进行人体测量:BMI(体重指数)、三头肌皮褶厚度、上臂围、上臂肌围、握力和腰臀比值 2. 实验室测定:血清白蛋白、转铁蛋白、氮平衡、肌酐身高指数、血浆氨基酸谱、炎症反应、激素水平、重要器官功能、代谢因子及产物测定	Level 3
评估	评估心理状态	运用推荐工具评估患者相应心理状态:焦虑、紧张、恐惧、烦躁、沮丧、自卑、抑郁	Level 5
评估	评估既往史 / 现病史——慢性疲劳综合征	评估患者是否患有慢性疲劳综合征	Level 3
评估	评估疲惫严重程度	评估患者疲惫的严重程度,评分为 0 到 10,可使用情绪状态简表疲劳分量表(profile of mood state short form fatigue subscale)、疲劳多维评估量表(the multidimensional assessment of fatigue)、李氏疲劳量表(the Lee fatigue scale)、多维疲劳量表(the multidimensional fatigue inventory)、HIV 相关疲劳量表(the HIV-related fatigue scale)、简明疲劳量表(the brief fatigue inventory)或荷兰疲劳量表(the Dutch fatigue scale)准确评估疲劳	Level 5

续表

执行类别	措施名称	措施详情	循证级别
评估	评估疲惫原因	评估可能引起疲惫的生理和心理原因：如贫血、疼痛、睡眠剥夺、电解质紊乱（如钾水平改变）、甲状腺功能减退症、抑郁症、药物副作用和是否经历负面生活事件	Level 5
评估	评估睡眠模式	评估患者睡眠模式：入睡潜伏期、睡眠觉醒次数、夜间持续睡眠时间、全天总睡眠时间、晨起精神状况、睡眠剥夺周期、辅助用品	Level 5
评估	评估自理能力——日常生活能力量表（activity of daily living scale，ADL量表）	使用ADL量表进行评估（进食、洗澡、修饰、穿衣、控制大便、控制小便、如厕、床椅转移、平地行走、上下楼梯）	Level 5
监督	监督疲惫频率	督促和监测患者记录疲惫频率	Level 5
指导	健康教育——规律作息	指导患者规律作息，充分休息；避免患者在下午晚些时候或晚上喝含咖啡因饮料	Level 5
指导	健康教育——运动锻炼	指导患者适当的运动锻炼，内容包括运动方式、运动时间、运动强度、运动频率等	Level 3
指导	健康教育——疲惫相关知识	健康教育——疲惫相关知识： 1. 疲惫的表现形式、影响因素 2. 提供应对疲惫的方法，如能量保存、分散注意力 3. 鼓励患者或照护者协助记录疲惫和活动日记，以了解疲惫的变化特点及影响因素，同时也应纠正患者及家属将疲惫看作治疗无效或病情加重的标志等错误观念	Level 5
教导	健康教育——节力原则	教导患者使用节力原则	Level 1

三、睡眠模式紊乱

（一）护理问题定义

正常睡眠周期失衡。

（二）症状／定义性特征

1. 入睡困难，入睡时间 >30min。

2. 睡眠维持障碍，夜间觉醒次数≥2次。

3. 早醒，觉醒较自己所期望的要早。

4. 睡眠总时间减少，通常一昼夜少于6h。

5. 睡眠质量下降，多梦。

6. 睡眠后存在未恢复感。

7. 难以执行日常生活功能。

（三）相关因素（导因）／危险因素

1. 病理生理因素

（1）氧气的供应与运输问题，如心绞痛、外周动脉硬化、呼吸系统和循环系统疾病等。

（2）排泄问题,如腹泻、大小便失禁、排尿困难、尿频等。

（3）其他导致不适的因素,如发热、恶心、被动体位等。

2. 疼痛;不舒适。

3. 治疗因素

（1）制动。

（2）持续使用抗睡眠制剂或服用具有兴奋作用的药物。

4. 环境因素

（1）干扰睡眠的因素,如噪声、实施护理和监护等。

（2）环境干扰,如室内温度、湿度、光线不适宜。

（3）对睡眠环境不熟悉,睡眠隐私性不足。

5. 睡眠习惯改变,如白天睡眠时间过多、失去睡眠同伴等。

6. 焦虑;恐惧。

7. 妇女周期性的性激素水平改变,如女性更年期。

（四）护理目标

1. 患者能够叙述改善睡眠的措施。

2. 患者主诉有效睡眠时间增加,晨起精神好。

3. 睡眠模式紊乱带来的日常生活功能障碍减轻或消除。

（五）护理措施

执行类别	措施名称	措施详情	循证级别
评估	评估多导睡眠监测结果	采用多导睡眠监测(polysomnography,PSG)评估患者睡眠障碍的类型,尤其是睡眠模式,包括入睡潜伏期、睡眠觉醒次数、夜间持续睡眠时间、全天总睡眠时间,评估患者有无睡眠呼吸暂停低通气综合征	Level 5
评估	评估影响睡眠的因素	评估睡眠模式紊乱的相关因素:病理生理因素、治疗因素、环境因素、睡眠习惯改变、焦虑、恐惧、妇女周期性的性激素水平改变等	Level 5
评估	评估睡眠模式	评估患者睡眠模式:入睡潜伏期、睡眠觉醒次数、夜间持续睡眠时间、全天总睡眠时间、晨起精神、睡眠剥夺周期、辅助用品	
评估	评估睡眠习惯	评估患者既往睡眠习惯:患者上床时间、卧位、午睡习惯、辅助用品	
评估	评估睡眠障碍对日常功能的影响	评估睡眠障碍对患者日常功能的影响: 1. 疲劳、萎靡不振或全身不适 2. 注意力、专注力或记忆力减退 3. 学习、工作和/或社交能力下降 4. 情绪波动或易激惹 5. 日间瞌睡 6. 动力、兴趣、精力减退,工作主动性下降 7. 易犯错或易出事故 8. 紧张、头痛、头晕,或与睡眠缺失有关的其他躯体症状 9. 对自己的睡眠质量非常关切或不满意 10. 行为问题,如活动过度、冲动、攻击	

执行类别	措施名称	措施详情	循证级别
评估	评估睡眠质量	联系专家或医生评估患者睡眠质量,可借助自评与他评失眠相关测评量表:Epworth 嗜睡量表(Epworth sleepiness scale,ESS)、失眠严重程度指数(insomnia severity index,ISI)、匹兹堡睡眠质量指数(Pittsburgh sleep quality index,PSQI)	Level 5
观察	观察镇静催眠药不良反应	观察并记录镇静催眠药的不良反应,包括恶心、呕吐、呼吸抑制、便秘等	Level 5
执行	遵医嘱给药——睡眠障碍	遵医嘱给药: 1. 预期入睡困难时:于上床睡眠前 5~10min 服用 2. 根据夜间睡眠的需求:于上床后 30min 仍不能入睡时服用 3. 夜间醒来无法再次入睡,且距预期起床时间大于 5h,可以服用(仅适合使用短半衰期药物) 4. 根据白天活动的需求(次日有重要事务时),于睡前服用	Level 2
护理	检查不适情况	检查不适情况:检查身体各部位引流管、伤口、牵引、敷料等有无引起患者不适的情况,并及时给予处理	Level 5
协助	协助舒适体位	协助患者采取舒适卧位	Level 5
监督	监督作息时间	监督患者执行制订的作息时间,具体包括制订合理的作息时间,监督患者严格执行制订的作息时间,限制白天睡眠次数和时间	Level 2
教导	健康教育——改善睡眠措施	教导患者改善睡眠的措施: 1. 睡前数小时(一般下午 4 时以后)避免食用兴奋性物质(咖啡、浓茶等) 2. 渐进性肌肉放松、指导性想象、腹式呼吸训练等 3. 规律体育锻炼,睡前应避免剧烈运动 4. 睡前不要暴食暴饮和进食不易消化的食物 5. 睡前至少 1h 不做容易引起兴奋的脑力劳动或观看容易引起兴奋的书籍和影视节目 6. 睡前饮热奶 7. 睡前热水泡脚或洗热水澡,背部按摩 8. 为减少夜间小便干扰睡眠,限制夜间液体摄入量,养成睡前如厕习惯 9. 提供娱乐性书籍,听轻音乐 10. 保持规律的作息时间	Level 1
教导	健康教育——睡眠障碍相关知识	教导患者睡眠障碍相关知识:睡眠节律、质量的评估方法,安眠药物的作用及不良反应等	Level 5
管理	病房环境设置	管理病区环境: 1. 空间:病床间距≥1m 2. 温度:室温保持在 18~22℃,新生儿及老年患者室温保持在 22~24℃ 3. 湿度:湿度控制在 50%~60% 为宜,新生儿病房湿度控制在 55%~65% 为宜	Level 1

执行类别	措施名称	措施详情	循证级别
管理	病房环境设置	4. 噪声:护理人员做到"四轻",减少人员走动,保持安静 5. 光线:适宜 6. 安全保障设备:抢救车完好,中心吸氧、中心负压、床头灯、床挡等功能良好,安全标识醒目	
评价	评价睡眠质量	采取促进睡眠质量的措施后,及时评价患者睡眠障碍的转归:好转 / 无效 / 恶化	Level 5
联系	联系心理治疗师	联系心理治疗师	Level 1
转介	转介专业人员采用认知行为疗法	转介专业人员采用认知行为疗法,具体包括: 1. 保持合理的睡眠期望 2. 不要把所有的问题都归咎于失眠 3. 保持自然入睡,避免过度主观的入睡意图(强行要求自己入睡) 4. 不要过分关注睡眠 5. 不要因为一晚没睡好就产生挫败感 6. 培养对失眠影响的耐受性	Level 1

四、排便失禁

(一)护理问题定义

非自主排便、排便失控。

(二)症状 / 定义性特征

排便急促;持续排软便;有粪便气味;床单、被单等被粪便污染;衣物被粪便污染;不能控制排便;直肠充盈但排便不成形;无排便冲动,无法感知直肠胀满感;肛周皮肤发红。

(三)相关因素(导因)/ 危险因素

1. 腹内压的增加。
2. 肠道压力的异常增加。
3. 认知功能的改变。
4. 慢性腹泻。
5. 结肠、直肠损害。
6. 不良饮食习惯。
7. 缺乏自我照护能力。
8. 直肠功能障碍。
9. 肌肉张力下降。
10. 活动障碍。
11. 粪便嵌塞。
12. 肠容量受损。
13. 肠排空不全。

14. 泻剂滥用。

15. 下运动神经损伤。

16. 药物使用。

17. 直肠括约肌异常。

18. 应激源。

19. 上运动神经损伤。

（四）护理目标

1. 排便功能恢复正常。

2. 皮肤无损伤。

（五）护理措施

执行类别	措施名称	措施详情	循证级别
观察	观察受损皮肤状况	观察患者受损皮肤状况	Level 3
监测	监测入量	监测患者 24h 入量：静脉输入、口服、鼻饲	Level 5
评估	评估排便情况	评估患者排便情况： 1. 排便习惯、排便次数、排便量、粪便性状（如采用 Bristol 大便分型量表评估） 2. 有无出血、黏液 3. 肠蠕动情况 4. 居家排便习惯	Level 5
评估	评估认知功能	应用科学工具评估患者的认知功能： 1. MMSE 是目前临床应用最广泛的认知筛查量表，包括定向力（10 分）、记忆力（3 分）、注意力和计算力（5 分）、回忆能力（3 分）、语言能力（9 分）五个部分，最高分为 30 分 2. 分数在 27~30 分为正常，分数小于 27 分为有认知功能障碍 3. 痴呆严重程度分级：MMSE≥21 分为轻度痴呆，MMSE 在 10~20 分为中度痴呆，MMSE≤10 分为重度痴呆	Level 5
护理	失禁性皮炎护理	失禁性炎的护理： 1. 肛周未破损皮肤：每次排便后应清洁皮肤，使用具有清洁、湿润和保护功能的三合一湿巾进行皮肤清洁，或使用免清洗清洁剂加无痛皮肤保护膜进行皮肤护理 2. 肛周已破损的皮肤：每次排便后清洁皮肤，对破损皮肤以造口粉覆盖后喷洒无痛皮肤保护膜，或应用氧化锌软膏涂抹，保护创面，避免再被侵蚀	Level 1
执行	遵医嘱给药——缓泻剂	执行缓泻剂（开塞露/乳果糖等）药物通便	Level 5
执行	遵医嘱给药——止泻剂	针对稀便过多的患者遵医嘱给予止泻剂	Level 5

续表

执行类别	措施名称	措施详情	循证级别
协助	协助如厕	对有认知障碍和活动障碍的患者提供必要的帮助	Level 5
协助	制订个体化饮食方案	协助患者制订个体化饮食方案:与患者共同制订个体化的饮食方案、选择替代食物、选择患者喜欢的食物、更换其他可行的饮食方案	Level 5
提供	提供大便收集装置	对严重不可控的腹泻,可采用大便收集装置(一种专门的球囊肛管,具有大便收集功能)	Level 2
提供	提供排便管理宣教资料	对大便失禁患者提供排便管理宣教资料,排便管理(bowel management)涉及的内容:饮食、药物、排便训练、灌肠	Level 5
指导	健康教育——盆底肌训练	指导患者进行盆底肌锻炼(pelvic floor muscle training, PFMT,又称为凯格尔运动):持续收缩盆底肌(即缩肛运动)不少于3s,松弛休息2~6s,连续做15~30min,每天重复3遍;或每天做150~200次缩肛运动。持续3个月或更长时间。应在训练3个月后门诊随访,进行主客观治疗效果的评价	Level 1
指导	指导排便日记的书写	指导患者、主要照护者以日记的方式记录患者的排便情况,包括每天排便次数、每次排便时间、大便性状、大便的量	Level 5

五、腹泻

(一)护理问题定义
排便次数增加,且粪质稀薄。

(二)症状/定义性特征
1. 腹痛;排便急促;肠痉挛;肠鸣音亢进。
2. 24h解稀便大于3次。

(三)相关因素(导因)/危险因素
1. 生理　胃肠道刺激;感染;寄生虫;吸收不良。
2. 心理　焦虑;应激水平增加。
3. 特殊情况　肠内营养;暴露于污染物;暴露于毒素;泻药的滥用;药物的副作用及药物滥用;旅行;特定治疗方案。

(四)护理目标
1. 排便次数减少,为成形软便。
2. 肛周皮肤完整。
3. 解释腹泻原因及治疗的理由。
4. 保持良好的皮肤弹性及正常的体重。
5. 粪便致病菌培养阴性。

（五）护理措施

执行类别	措施名称	措施详情	循证级别
监测	监测营养状况	监测营养指标： 1. 进行人体测量：BMI、三头肌皮褶厚度、上臂围、上臂肌围、握力和腰臀比值 2. 实验室测定：血清白蛋白、转铁蛋白、氮平衡、肌酐身高指数、血浆氨基酸谱、炎症反应、激素水平、重要器官功能、代谢因子及产物测定	Level 5
监测	监测出量	监测患者出量： 1. 监测患者每天的粪便量和尿量、汗液量 2. 监测其他排液量：胃液、胸腔积液、呕吐物、透析量、引流量等	Level 5
监测	监测入量	监测患者 24h 入量：静脉输入、口服、鼻饲	Level 5
监测	监测生命体征	监测患者生命体征：体温、脉搏 / 心率、呼吸、血压	Level 5
评估	评估腹泻情况	使用标准化的、统一的评估工具评估腹泻情况	Level 5
评估	评估脱水情况	根据患者体征，评估患者脱水情况： 1. 无脱水：意识正常，无眼球凹陷，皮肤弹性好，无口干 2. 轻度脱水：脉搏加快，烦躁，眼球凹陷，皮肤弹性差，口干 3. 严重脱水：血压下降或休克，嗜睡或倦怠，眼球凹陷，皮肤皱褶试验 2s 不恢复，少尿或无尿	Level 5
评估	评估排便情况	评估患者排便情况： 1. 排便习惯、排便次数、排便量、粪便性状（如采用 Bristol 大便分型量表评估） 2. 有无出血、黏液 3. 肠蠕动情况 4. 居家排便习惯	Level 5
评估	评估失禁性皮炎的风险——会阴评估工具（PAT）	使用失禁性皮炎的风险评估工具如会阴评估工具（perineal assessment tool，PAT）对失禁患者进行会阴部位失禁性皮炎的风险评估	Level 5
评估	评估肛周皮肤情况	评估肛周皮肤情况，有无失禁相关性皮炎发生的风险：红臀、皮肤破损、感染	Level 5
执行	成人口服补液治疗	给予成人口服补液治疗：轻度脱水患者及无临床脱水症状的腹泻患者也可正常饮水，同时每天适当予以口服补液治疗。成人急性感染性腹泻病患者，应尽可能鼓励其接受口服补液疗法（oral rehydration therapy，ORT），但有下述情况应采取静脉补液治疗： 1. 频繁呕吐，不能进食或饮水者 2. 高热等全身症状严重，尤其是伴意识障碍者 3. 严重脱水，循环衰竭伴严重电解质紊乱和酸碱失衡者 4. 其他不适于口服补液治疗的情况	Level 2

续表

执行类别	措施名称	措施详情	循证级别
执行	执行手卫生——腹泻	若为感染性腹泻,则需使用手套并严格执行手卫生,嘱患者进食前洗手	Level 5
执行	遵医嘱给药——益生菌	遵医嘱使用双歧杆菌等益生菌改善老年人腹泻	Level 1
护理	失禁性皮炎护理	失禁性皮炎的护理: 1. 肛周未破损皮肤:每次排便后应清洁皮肤,使用具有清洁、湿润和保护功能的三合一湿巾进行皮肤清洁,或使用免清洗清洁剂加无痛皮肤保护膜进行皮肤护理 2. 肛周已破损的皮肤:每次排便后清洁皮肤,对破损皮肤以造口粉覆盖后喷洒无痛皮肤保护膜,或应用氧化锌软膏涂抹,保护创面,避免再进行侵蚀	Level 3
提供	提供大便收集装置	对严重不可控的腹泻,可采用大便收集装置(一种专门的球囊肛管,具有大便收集功能)	Level 3
提供	提供隔离措施——感染性腹泻患者	感染性腹泻患者采用必要的防护与隔离措施	Level 5
指导	指导排便日记的书写	指导患者、主要照护者以日记的方式记录患者的排便情况,包括每天排便次数、每次排便时间、大便性状、大便的量	Level 5

六、恶心

(一)护理问题定义
厌食及有呕吐的感觉。

(二)症状 / 定义性特征
1. 想要呕吐的不愉快的感觉。
2. 对食物厌恶。

(三)相关因素(导因)/ 危险因素
1. 病理性因素　胃食管反流、急性胃肠炎、前庭神经炎、幽门梗阻、肠梗阻、胃癌、急性胰腺炎、偏头痛、食管疾病、局部肿瘤(听神经瘤、脑瘤、脊柱肿瘤)、内耳炎、颅内压升高、脑膜炎、晕动病、尿毒症、糖尿病酮症酸中毒。
2. 药物因素　抗抑郁药、抗生素、口服避孕药、止痛药、化疗药、麻醉药。
3. 麻醉因素　氧化亚氮、阿片类药、硫喷妥钠、依托咪酯、氯胺酮、曲马多。
4. 环境因素　有害的环境刺激、有害的气味、不愉快的视觉刺激、疼痛。
5. 心理障碍　焦虑 / 恐惧。
6. 妊娠期早孕反应。

(四)护理目标
1. 恶心感觉减轻或缓解。
2. 恢复进食。

3. 活动耐力恢复。

4. 焦虑、恐惧减轻。

（五）护理措施

执行类别	措施名称	措施详情	循证级别
监测	监测人绒毛膜促性腺激素检测结果	育龄妇女需监测人绒毛膜促性腺激素（HCG）检测结果	Level 5
监测	监测入量	监测患者24h入量：静脉输入、口服、鼻饲	Level 5
监测	监测血清淀粉酶检测结果	监测患者血清淀粉酶检测结果	Level 5
评估	评估饮食情况	每天评估患者进食情况： 1. 评估饮食习惯,包括饮食种类、有无偏食、进食餐数、进食量 2. 评估患者进食方式：是否经口进食 3. 评估患者进食能力：进食自理能力、咀嚼能力、吞咽能力、误吸征兆	
评估	评估恶心、呕吐相关因素	评估患者恶心、呕吐相关因素： 1. 心理因素 2. 相关疾病（急性胃肠炎、前庭神经炎、幽门梗阻、肠梗阻、胃癌、急性胰腺炎、偏头痛、食管疾病、内耳炎、颅内压升高、脑膜炎、晕动病等） 3. 治疗（化疗、麻醉等）	
评估	评估恶心伴随症状	评估患者恶心伴随症状：评估患者是否伴有腹痛、腹泻、发热、头痛、眩晕、腹部膨隆、腹部压痛、胃灼热、呕吐、干呕、头晕、流涎	Level 5
评估	评估恶心程度	运用工具评估患者恶心程度： 1. 视觉模拟评分法（visual analog scale,VAS）：以10cm直尺作为标尺,一端表示无恶心、呕吐,另一端为10,表示难以忍受的最严重的恶心、呕吐,1~4为轻度,5~6为中度,7~10为重度 2. WHO化疗相关恶心、呕吐分级标准：0级为无恶心、呕吐；Ⅰ级为有恶心无呕吐；Ⅱ级为有恶心、呕吐,但可控制；Ⅲ级为频繁恶心、呕吐,需要接受治疗；Ⅳ级为频繁恶心、呕吐且难以控制	Level 2
评估	评估恶心情况	评估患者恶心情况： 1. 评估患者恶心发生频次 2. 评估患者恶心发生的时间,如清晨、傍晚 3. 评估患者恶心与进食的关系,如空腹时、进食中、进食后 4. 评估患者恶心症状是否在用药（化疗药、麻醉药、止痛药、抗生素等）后发生	Level 5

续表

执行类别	措施名称	措施详情	循证级别
评估	评估精神状况	评估患者的精神状况:疲乏无力、安静、嗜睡、抑郁、焦虑、烦躁、紧张等	
评估	评估食物性质	评估患者摄入的食物:刺激性食物、辛辣食物、味道怪异食物容易引起胃部不适,导致患者出现恶心、呕吐症状	Level 5
护理	心理支持	做好患者的心理护理: 1. 注意护患沟通,尊重患者隐私 2. 对患者紧张、恐惧、焦虑等情绪进行疏导 3. 每天鼓励患者表达感受,发现情绪变化时家属相伴,认真倾听表示理解 4. 学会放松,可听轻音乐,做深呼吸运动 5. 减少接触现有焦虑、烦躁发作的情绪不稳定患者	
协助	协助进食	协助患者进食:患者进食时提供必要的帮助	Level 5
执行	原发病治疗——引起恶心	执行治疗原发病的措施:积极治疗引起患者恶心的相关疾病,如急性胃肠炎、前庭神经炎、幽门梗阻、肠梗阻、胃癌、急性胰腺炎、偏头痛、脑膜炎	
执行	遵医嘱给药	正确执行用药,用药注意事项: 1. 遵医嘱准确给药:浓度、剂量、用法、时间 2. 配伍禁忌 3. 观察不良反应	Level 1
评价	评价用药后反应	应用各种药物后密切观察药物治疗效果及不良反应	Level 5
指导	健康教育——恶心、呕吐饮食指导	指导患者合适的饮食习惯: 1. 禁食过敏性食物 2. 保持规律的进食时间、进食量 3. 选择自己喜爱的食物 4. 低脂、优质蛋白、丰富维生素 5. 少量多餐,清淡、易消化	Level 1
教导	健康教育——穴位疗法	教导患者及其照护者穴位疗法:内关穴位按压	Level 5
教导	指导放松技术	教导患者及照护者放松技术: 1. 自我暗示法 2. 深呼吸法 3. 和家人交流谈心 4. 听悠扬舒缓的音乐,例如古典音乐 5. 阅读等,转移患者注意力	Level 2
教导	健康生活方式	教导患者健康生活方式:规律锻炼、戒烟戒酒、控制血糖、低盐饮食、控制血压、控制体重等	
管理	病房环境设置	管理病区环境: 1. 空间:病床间距≥1m 2. 温度:室温保持在 18~22℃,新生儿及老年患者室温保持在 22~24℃	Level 2

续表

执行类别	措施名称	措施详情	循证级别
管理	病房环境设置	3. 湿度：湿度控制在 50%~60% 为宜，新生儿病房湿度控制在 55%~65% 为宜 4. 噪声：护理人员做到"四轻"，减少人员走动，保持安静 5. 光线：适宜 6. 安全保障设备：抢救车完好，中心吸氧、中心负压、床头灯、床挡等功能良好，安全标识醒目	
联系	多学科协作	联系相关科室多学科协作	Level 5
通知	通知医生病情变化	通知医生病情变化	Level 1

七、呕吐

（一）护理问题定义

胃内容物经由口排出。

（二）症状／定义性特征

1. 反胃、呕吐、恶心。
2. 营养失调。

（三）相关因素（导因）／危险因素

1. 病理性因素　胃食管反流、急性胃肠炎、前庭神经炎、幽门梗阻、肠梗阻、胃癌、急性胰腺炎、偏头痛、食管疾病、局部肿瘤（听神经瘤、脑瘤、脊柱肿瘤）、内耳炎、颅内压升高、脑膜炎、晕动病、尿毒症、糖尿病酮症酸中毒。

2. 药物因素　抗抑郁药、抗生素、口服避孕药、止痛药、化疗药、麻醉药。

3. 麻醉因素　氧化亚氮、阿片类药、硫喷妥钠、依托咪酯、氯胺酮、曲马多。

4. 毒素　肿瘤产生的多肽／腹部肿瘤代谢物质。

5. 环境因素　有害的环境刺激、有害的气味、不愉快的视觉刺激、疼痛。

6. 心理障碍　焦虑／恐惧。

7. 妊娠期早孕反应。

8. 过量饮酒。

（四）护理目标

1. 生命体征稳定，没有因呕吐出现误吸、窒息。

2. 呕吐减轻或消失，逐步耐受进食，进食量逐渐增加。

3. 活动耐力增加，活动后无头晕、心悸、直立性低血压。

4. 无口渴、少尿、皮肤干燥、皮肤弹性减退等失水症状。

5. 营养状况稳定或改善。

（五）护理措施

执行类别	措施名称	措施详情	循证级别
监测	监测入量	监测患者24h入量：静脉输入、口服、鼻饲	Level 5
监测	监测出量	监测患者出量： 1. 监测患者每天的粪便量和尿量、汗液量 2. 监测其他排液量：胃液、胸腔积液、呕吐物、透析量、引流量等	Level 5
监测	监测血常规检测结果	监测患者血常规检测结果：红细胞、白细胞、单核细胞、血小板计数等	Level 5
监测	监测血清电解质检测结果	监测患者血清电解质检测结果：血钠、血钾、血氯、血钙、血磷、血镁	Level 5
监测	监测血清淀粉酶检测结果	监测患者血清淀粉酶检测结果	Level 5
监测	监测营养状况	监测营养指标： 1. 进行人体测量：体重指数（BMI）、三头肌皮褶厚度、上臂围、上臂肌围、握力和腰臀比值 2. 实验室测定：血清白蛋白、转铁蛋白、氮平衡、肌酐身高指数、血浆氨基酸谱、炎症反应、激素水平、重要器官功能、代谢因子及产物测定	
评估	评估饮食情况	每天评估患者进食情况： 1. 评估饮食习惯，包括饮食种类、有无偏食、进食餐数、进食量 2. 评估患者进食方式：是否经口进食 3. 评估患者进食能力：进食自理能力、咀嚼能力、吞咽能力、误吸征兆	
评估	评估恶心、呕吐相关因素	评估患者恶心、呕吐相关因素： 1. 心理因素 2. 相关疾病（急性胃肠炎、前庭神经炎、幽门梗阻、肠梗阻、胃癌、急性胰腺炎、偏头痛、食管疾病、内耳炎、颅内压升高、脑膜炎、晕动病等） 3. 治疗（化疗、麻醉等）	Level 1
评估	评估给药途径	评估患者可选择的给药途径：口服、舌下、注射、直肠、皮肤	Level 5
评估	评估精神状况	评估患者的精神状况：疲乏无力、安静、嗜睡、抑郁、焦虑、烦躁、紧张等	
评估	评估呕吐伴随症状	评估患者呕吐伴随症状：腹痛、腹泻、发热、头痛、眩晕、腹部膨隆、腹部压痛、胃灼热	Level 5
评估	评估呕吐潜在风险	预防潜在风险：评估患者是否存在误吸、窒息、坠床等风险（如有相应风险则跳转至相应护理问题）	Level 5

执行类别	措施名称	措施详情	循证级别
评估	评估呕吐情况	评估呕吐情况： 1. 评估患者呕吐发生频次 2. 评估患者呕吐发生的时间,如白天、夜晚 3. 评估患者呕吐与进食的关系,如空腹时、进食中、进食后 4. 评估患者呕吐特点:喷射性 / 餐后 5. 评估患者恶心症状是否在用药(化疗药、麻醉药、止痛药、抗生素等)后发生 6. 评估呕吐的情况,记录呕吐物的色、量、气味	Level 5
评估	评估食物性质	评估患者进食的食物:刺激性食物、辛辣食物、味道怪异食物容易引起胃部不适,导致患者出现恶心、呕吐症状	
评估	评估脱水情况	根据患者体征,评估患者脱水情况: 1. 无脱水:意识正常,无眼球凹陷,皮肤弹性好,无口干 2. 轻度脱水:脉搏加快,烦躁,眼球凹陷,皮肤弹性差,口干 3. 严重脱水:血压下降或休克,嗜睡或倦怠,眼球凹陷,皮肤皱褶试验 2s 不恢复,少尿或无尿	Level 1
评估	评估呕吐程度——WHO 化疗相关恶心、呕吐分级标准	评估呕吐程度——WHO 化疗相关恶心、呕吐分级标准(0 级为无恶心、呕吐;Ⅰ级为有恶心无呕吐;Ⅱ级为有恶心、呕吐,但可控制;Ⅲ级为频繁恶心呕吐,需要接受治疗;Ⅳ级为频繁恶心、呕吐且难以控制)	Level 5
护理	心理支持	做好患者的心理护理: 1. 注意护患沟通,尊重患者隐私 2. 对患者紧张、恐惧、焦虑等情绪进行疏导 3. 每天鼓励患者表达感受,发现情绪变化时家属相伴,认真倾听表示理解 4. 学会放松,可听轻音乐、做深呼吸运动 5. 减少与正处在焦虑、烦躁等情绪中的患者相接触	
协助	协助翻身	根据患者需要翻身,以尽可能减少摩擦力和剪切力,病情不允许翻身时据病情而定	Level 5
执行	建立静脉通路	建立静脉通路:钢针、浅静脉留置针、经外周静脉置入中心静脉导管(PICC)、中心静脉导管(CVC)	Level 5
执行	应用控制呕吐药物	应用控制呕吐的药物:地塞米松、丙氯拉嗪、异丙嗪、甲氧氯普胺、昂丹司琼	Level 1
执行	原发病治疗——引起呕吐	遵医嘱执行治疗原发病的措施,积极治疗引起患者呕吐的相关疾病,如:急性胃肠炎、前庭神经炎、幽门梗阻、肠梗阻、胃癌、急性胰腺炎、偏头痛、脑膜炎	
执行	遵医嘱补液——纠正水电解质紊乱	遵医嘱静脉输液,纠正脱水及电解质紊乱:遵医嘱静脉滴注加入维生素的葡萄糖液、葡萄糖盐水、生理盐水及平衡液	Level 5

执行类别	措施名称	措施详情	循证级别
评价	评价用药后反应	应用各种药物后密切观察药物治疗效果及不良反应	Level 1
指导	健康教育——恶心、呕吐饮食指导	指导患者合适的饮食习惯： 1. 禁食过敏性食物 2. 保持规律的进食时间、进食量 3. 选择自己喜爱的食物 4. 低脂、优质蛋白、丰富维生素 5. 少量多餐，清淡易消化	Level 1
指导	健康教育——预防误吸	指导患者潜在风险预防措施：患者存在窒息、误吸等风险；指导家属24h陪同，患者呕吐时头偏向一侧，防止误吸、窒息发生	Level 5
教导	健康教育——穴位疗法	教导患者及其照护者穴位疗法：内关穴位按压	Level 2
教导	指导放松技术	教导患者及照护者放松技术： 1. 自我暗示法 2. 深呼吸法 3. 和家人交流谈心 4. 听悠扬舒缓的音乐，如古典音乐 5. 阅读等转移患者注意力	Level 2
教导	健康生活方式	教导患者健康生活方式：规律锻炼、戒烟、戒酒、控制血糖、低盐饮食、控制血压、控制体重等	Level 2
管理	病房环境设置	管理病区环境： 1. 空间：病床间距≥1m 2. 温度：室温保持在18~22℃，新生儿及老年患者室温保持在22~24℃ 3. 湿度：湿度控制在50%~60%为宜，新生儿病房湿度控制在55%~65%为宜 4. 噪声：护理人员做到"四轻"（走路轻、说话轻、操作轻、关门轻），减少人员走动，保持安静 5. 光线：适宜 6. 安全保障设备：抢救车完好、中心吸氧、中心负压、床头灯、床挡等功能良好，安全标识醒目	Level 2
联系	联系营养师	联系营养师会诊，制订营养计划	
通知	通知医生——呕吐	按需通知医生患者有呕吐症状或呕吐症状加重：呕吐症状加重或呕吐次数增多，及时通知医师并给予干预措施	Level 5

八、血压改变

（一）护理问题定义

舒张压或收缩压的改变或调整。

（二）症状／定义性特征

1. 收缩压≥140mmHg 和／或舒张压≥90mmHg。

2. 收缩压<90mmHg 和／或舒张压<60mmHg。

（三）相关因素（导因）／危险因素

1. 焦虑；抑郁。

2. 贫血。

3. 病理性因素　高血压、心律／率失常、库欣综合征、电解质失衡、体液潴留、激素改变、甲状腺功能亢进／减退、甲状旁腺功能亢进、颅内压增高、交感神经反应、糖尿病、高脂血症、神经系统疾病（如帕金森病）、肾病、呼吸道疾病、炎症、淀粉样变、副癌综合征。

4. 不良状态　贫血、容量减低、营养不良、寒冷、睡眠障碍、慢性疼痛、便秘、前列腺肥大、焦虑、抑郁、情绪波动、围手术期。

5. 药物应用　可卡因、非甾体类消炎药、类固醇、高渗溶液、抗心律失常药、利尿剂、血管扩张剂、抗抑郁药。

6. 体位变换。

7. 老年人≥65 岁。

8. 与用药方案不一致。

（四）护理目标

1. 患者能正确解释自我血压管理技术。

2. 患者未出现因药物不良反应导致的血压改变。

3. 患者出现头晕、头痛等不适症状时能及时告知医务人员。

4. 护士能及时监测到患者住院期间的血压改变情况，患者血压波动控制在合理范围。

5. 患者发生血压改变时，护士能采取正确有效的应对措施。

（五）护理措施

执行类别	措施名称	措施详情	循证级别
监测	监测心律／率变化	监测患者的心律／率变化	
监测	监测血压变化	监测患者血压	
评估	评估服药依从性	评估患者服药依从性是否良好：服药时间、服药量	Level 1
评估	评估血压改变症状	评估患者是否有血压改变的不适主诉：头痛、头晕、乏力、眩晕、黑矇	Level 1
评估	评估既往史——血压改变	评估患者有无血压改变相关病史： 1. 低血压史 2. 高血压史 3. 血压改变家族史 4. 其他易导致血压改变的病史 5. 血压改变发生次数、时间、处理措施及结局	
评估	评估用药情况——影响血压药物	评估患者是否服用易导致血压改变的药物：用药情况、用药量、配伍禁忌	

续表

执行类别	措施名称	措施详情	循证级别
指导	健康教育——安全用药	指导患者及其照护者安全用药:掌握服药时间、用药剂量、给药途径、药品有效期、储存条件、不良反应、注意事项(是否可与其他药物同服),能掌握药物知识获取途径,并能够判定知识的正确性	Level 1
指导	健康教育——预防直立性低血压	指导患者预防直立性低血压措施: 1. 长期卧床者,床头位应稍高于下肢15°~20°,起床时动作应缓慢,站立前,应先于床边小坐,有助促进静脉回流,避免直立性低血压发生 2. 餐后注意休息,适当进行有氧运动,增加下肢肌肉收缩,从而增加回心血流 3. 老年人应注意保持大便通畅,避免排便时用力过度,从而增加腹腔压力,导致直立性低血压发生 4. 对于确诊为静脉瓣回流差的患者,可酌情考虑穿弹力袜或弹力裤,以减少直立时静脉回流血量	Level 1
指导	健康教育——运动锻炼	指导患者适当地运动锻炼,内容包括运动方式、运动时间、运动强度、运动频率等	Level 5
教导	教导自我血压管理	教导患者自我血压管理技术,使患者了解血压改变的危险因素、常见症状、后果及如何寻求帮助	Level 1
通知	通知医生——药物不良反应	通知医生患者发生药物不良反应	

九、出血风险

(一) 护理问题定义
血容量丢失的风险。

(二) 相关因素(导因)/ 危险因素
1. 缺乏出血预防相关知识。
2. 动脉瘤。
3. 包皮环切术。
4. 弥散性血管内凝血。
5. 胃肠道疾病。
6. 肝功能受损。
7. 凝血功能障碍。
8. 产后并发症。
9. 创伤。

10. 治疗方案。

（三）护理目标

1. 患者主动讨论出血性并发症的预防措施。

2. 患者能够解释出血的应对措施。

3. 患者能够保持服药依从性和遵循检测方案。

4. 持续监测出血征象。

5. 维持平均动脉压大于70mmHg，心率在60~100次/min且节律正常，尿量大于0.5ml/(kg·h)。

6. 保持皮肤温暖、干燥。

（四）护理措施

执行类别	措施名称	措施详情	循证级别
观察	观察出血征象	观察患者有无出血征象：牙龈出血、痰中带血、呕血、尿血或便血、伤口出血、皮下瘀斑、紫癜	Level 5
观察	观察所服药物出血风险的不良反应	患者使用可能导致出血风险的药物时，观察有无药物不良反应，可能导致出血风险的药物：阿司匹林、氯吡格雷、盐酸替罗非班、肝素、华法林、非甾体抗炎药等	Level 5
监测	监测凝血七项检测结果	监测患者凝血七项检测结果：血浆凝血酶原时间（PT）、活化部分凝血活酶时间（APTT）、凝血酶时间（TT）、纤维蛋白原（FIB）、纤维蛋白（原）降解产物（FDP）、D-二聚体（D-Dimer）、抗凝血酶Ⅲ（AT-Ⅲ）	Level 5
监测	监测生命体征	监测患者生命体征：体温、脉搏/心率、呼吸、血压	Level 5
评估	评估出血风险相关因素	评估患者出血风险相关因素：年龄、血压、肝肾功能、凝血功能、卒中史、出血史、抗凝药物治疗史、创伤史等	Level 5
执行	静脉血标本采集	执行留取血标本送检的医嘱	Level 5
护理	局部加压止血	出血时立即按压出血点或采用止血压迫设备，如绷带加压包扎、沙袋压迫等	Level 5
护理	充分按压穿刺点	充分按压穿刺点：拔除动、静脉导管后充分按压穿刺点，观察穿刺点渗血情况5~10min，直至止血	Level 5
提供	提供宣教材料	提供基于视觉的材料帮助患者了解疾病相关知识：演示文稿、宣传册、海报、画册、视频、书籍	Level 5
教导	教导健康知识获取途径	提供给患者多种学习途径：面对面授课、网站、App、微信公众号、文献、书籍、咨询专业人员等	Level 5
通知	通知医生病情变化	通知医生病情变化	Level 5

十、混乱/模糊

（一）护理问题定义
失去判断力（头脑不清楚的）、处于迷失方向的状态。

（二）症状/定义性特征
1. 情绪激动。

2. 认知功能改变。

3. 意识状态改变。

4. 心理功能改变。

5. 幻觉。

6. 无法完成目标导向的行为。

7. 无法完成有目的的行为。

8. 完成目标行为的后续依从性差。

9. 完成有目的行为的后续依从性差。

10. 知觉错误。

11. 坐立不安。

（三）相关因素（导因）/ 危险因素

1. 睡眠周期的改变。

2. 脱水。

3. 移动能力受损。

4. 约束的不合理使用。

5. 营养不良。

6. 疼痛。

7. 感觉丧失。

8. 药物滥用。

9. 痴呆。

10. 代谢功能受损。

11. 感染。

12. 药物副作用。

13. 谵妄。

（四）护理目标

1. 显示认识功能恢复到基线水平。

2. 能正确辨别时间、地点、人物。

3. 展现恰当的行为。

4. 维持功能状态。

（五）护理措施

执行类别	措施名称	措施详情	循证级别
评估	采集健康史	采集健康史：一般资料、主诉、现病史、既往史、用药史、日常生活型态及自理能力、个人史、过敏史、家族史、心理社会状况、身体评估等	Level 5
评估	评估焦虑症状	评估患者有无焦虑症状： 1. 自主神经功能失调症状：失眠、疼痛、头昏、头晕、乏力、出汗等全身症状及心悸、胸闷、呼吸困难、喉部和鼻腔堵塞感、恶心、呕吐、腹痛、腹泻、尿频、尿急等	Level 1

续表

执行类别	措施名称	措施详情	循证级别
评估	评估焦虑症状	2. 焦虑的情感症状表现为与处境不相符的紧张不安、过分担心、心烦、害怕或恐惧、易怒等 3. 焦虑的心理行为常见症状：坐立不安、搓手顿足、颤抖、身体发紧僵硬、深长呼吸、经常叹气、反复询问、言语急促、过度要求医师给予安慰或保证、警觉性和敏感性增高、注意力难集中等	
评估	评估脑部改变相关因素	评估有无感染、脑血管因素、肿瘤等导致脑部改变的相关因素	Level 5
评估	评估抑郁症状	评估患者有无情绪低落、思维迟缓、意志活动减退等抑郁症状	Level 5
评估	评估谵妄状态——ICU 患者意识模糊评估单（CAM-ICU）	使用 ICU 患者意识模糊评估单（CAM-ICU）评估患者谵妄状态	Level 5
评估	评估认知功能	应用科学工具评估患者的认知功能： 1. MMSE 是目前临床应用最广泛的认知筛查量表，包括定向力（10 分）、记忆力（3 分）、注意力和计算力（5 分）、回忆能力（3 分）、语言能力（9 分）五个部分，最高分为 30 分 2. 分数在 27~30 分为正常，分数小于 27 分为有认知功能障碍 3. 痴呆严重程度分级：MMSE≥21 分为轻度痴呆，MMSE 在 10~20 分为中度痴呆，MMSE≤10 分为重度痴呆	Level 5
评估	评估意识状态——格拉斯哥昏迷评分量表	评估患者意识状态：格拉斯哥昏迷评分量表（Glasgow coma scale，GCS）评分	Level 5
监测	监测血清电解质检测结果	监测患者血清电解质检测结果：血钠、血钾、血氯、血钙、血磷、血镁	Level 5
执行	遵医嘱给药	正确执行用药，用药注意事项： 1. 遵医嘱准确给药：浓度、剂量、用法、时间 2. 配伍禁忌 3. 观察不良反应	Level 5
执行	给予氧疗	遵医嘱给予氧疗，保证氧饱和度维持在正常范围	Level 5
执行	原发病治疗——降颅压治疗	降颅压治疗：有颅压增高者给予脱水、降颅压药物，如皮质激素、甘露醇、呋塞米等利尿脱水剂等。必要时行脑室穿刺引流等，维持正常颅内压	Level 5
执行	原发病治疗——引起混乱/模糊	遵医嘱执行治疗措施，改善原发病变：如糖尿病酮症酸中毒者用胰岛素、低血糖者补糖、药物或其他物质中毒者行排/解毒	Level 5
提供	音乐疗法	提供舒缓音乐疗法作为药物镇痛治疗的辅助措施	Level 5
协助	协助日常活动	协助患者日常活动：进食水、沐浴、如厕、穿衣、翻身等	Level 5

执行类别	措施名称	措施详情	循证级别
教导	教导患者分步骤完成日常活动	教导患者分步骤完成日常活动	Level 5
管理	病房环境设置	管理病区环境： 1. 空间：病床间距≥1m 2. 温度：室温保持在 18~22℃，新生儿及老年患者室温保持在 22~24℃ 3. 湿度：湿度控制在 50%~60% 为宜，新生儿病房湿度控制在 55%~65% 为宜 4. 噪声：护理人员做到"四轻"，减少人员走动，保持安静 5. 光线：适宜 6. 安全保障设备：抢救车完好，中心吸氧、中心负压、床头灯、床挡等功能良好，安全标识醒目	Level 5
管理	管理睡眠环境	管理睡眠环境： 1. 病室内保持适宜的温湿度：一般冬季为 18~22℃，夏季为 25℃左右，湿度为 50%~60% 2. 将影响睡眠的噪声降低到最小限度 3. 夜间应拉上窗帘，尽量使用地灯，避免光线直接照射患者眼部而影响睡眠 4. 保持病室空气的清新和流动，避免异味对患者的影响	Level 5

十一、知识缺乏

（一）护理问题定义
缺乏资讯，了解力或理解力低。

（二）症状 / 定义性特征
1. 不能正确完成指令。
2. 不能正确完成测试。
3. 不健康的行为习惯。
4. 知识不足。
5. 错误报告。
6. 自诉缺乏有关知识和技能并寻求信息。
7. 由于缺乏信息和误解而出现的心理变化，焦虑、抑郁等。

（三）相关因素（导因）/ 危险因素
1. 获取信息不足。
2. 学习兴趣不足。
3. 获取知识资源不足。
4. 别人提供了错误信息。
5. 认知行为改变。

6. 记忆改变。

（四）护理目标

1. 正确解释疾病状态、认识到药物治疗的必要性、理解治疗措施。
2. 描述治疗原则。
3. 将健康促进知识融入生活方式中。
4. 能够发现信息获取途径，并能够判定信息的正确性。
5. 表达有信心进行疾病的自我管理。

（五）护理措施

执行类别	措施名称	措施详情	循证级别
评估	评估患病后的个人感受	评估患者患病后的个人感受：生活方式改变、经济顾虑、文化差异、患者亲属的不接受	Level 5
评估	评估学习能力	评估患者及其照护者学习的意愿和能力：精神敏锐度、视听读写能力、情绪准备度、学习动机、学习意愿、文化程度、年龄等	Level 5
观察	观察信息处理	观察患者及照护者家庭如何处理获得的信息：是否能够接受并执行已经获得的信息内容	Level 5
提供	提供宣教材料	提供基于视觉的材料，帮助患者了解疾病相关知识：演示文稿、宣传册、海报、画册、视频、书籍	Level 5
执行	执行问题解决教育模式	执行问题解决教育模式：发现问题、提出问题、分析问题和解决问题	Level 5
教导	个性化教育措施	根据患者的知识缺乏程度和个人喜好，给予个性化的干预措施	Level 5
教导	教导健康知识获取途径	提供给患者多种学习途径：面对面授课、网站、App、微信公众号、文献、书籍、咨询专业人员等	Level 5
教导	教导患者自我管理	教导患者如何进行患病后的自我调节和自我管理：情绪调节、角色转换、生活方式、疾病监测和随访等	Level 5
评价	评价知识缺乏改善情况	评价知识缺乏改善情况： 1. 正确解释疾病状态、认识到药物治疗的必要性、理解治疗措施 2. 描述治疗原则 3. 将健康促进知识融入生活方式中 4. 能够发现信息获取途径，并能够判定信息的正确性 5. 表达有信心进行疾病的自我管理	Level 5
联系	联系其他科医师进行健康教育	联系其他科医师进行健康教育：解释病情、康复治疗师解释康复计划、营养师解释营养支持计划、心理治疗师解释心理调适方式等	Level 5

十二、体液不足

（一）护理问题定义

脱水或失水（dehydration or fluid loss）。

（二）症状／定义性特征

1. **心血管系统**　脉搏细速、血压下降和直立性低血压、静脉充盈度下降、中心静脉压降低。

2. **神经系统**　中枢神经系统活动减少、精神状态改变、嗜睡或者昏迷、口渴。

3. **泌尿系统**　尿量减少、多尿。

4. **皮肤黏膜**　黏膜干燥、皮肤干燥、皮肤弹性降低。

5. **实验室结果**　血浆渗透压升高、血细胞比容增加、血尿素氮水平增高、血清钠水平升高、尿比重增高。

6. **其他**　体温升高、体重突然减轻、虚弱。

（三）相关因素（导因）／危险因素

1. **病理性因素**　腹泻；呕吐；急性胰腺炎；肠外瘘；急性腹膜炎；肠梗阻；大面积烧伤早期；大创面的慢性渗液；腹水；败血症；脓毒症；昏迷；创伤；脑外伤中枢性尿崩症；肾性尿崩症；糖尿病酮症酸中毒；未加控制的糖尿病（多尿）；非酮症性高渗性昏迷、高钙血症等导致的大量水分从尿中排出；长期鼻饲高蛋白流质等所致的溶质性利尿。

2. **药物应用**　利尿剂。

3. **液体摄入量不足。**

4. **体液通路障碍**　肾功能不全、肾衰竭。

5. **体液需求认识缺乏。**

6. **体液丢失过多**　大量低渗液摄入，透析过量。

7. **老年人、婴幼儿。**

8. **营养不良。**

（四）护理目标

维持体液平衡，表现为足够的尿量、生命体征稳定（收缩压 >90mmHg、脉压 >30mmHg，心率为 60~100 次 /min、尿量 >30ml/h）、皮肤黏膜湿润、皮肤弹性良好。

（五）护理措施

执行类别	措施名称	措施详情	循证级别
监测	监测出量	监测患者出量： 1. 监测患者每天的粪便量和尿量、汗液量 2. 监测其他排液量：胃液、胸腔积液、呕吐物、透析量、引流量等	Level 5
监测	监测尿常规检测结果	监测患者尿常规检测结果：白细胞、红细胞、尿酮体、尿亚硝酸盐、尿胆原、尿胆红素、尿蛋白、葡萄糖、尿比重、隐血、尿酸碱度等	Level 5
监测	监测入量	监测患者 24h 入量：静脉输入、口服、鼻饲	Level 5
监测	监测生命体征	监测患者生命体征：体温、脉搏 / 心率、呼吸、血压	
监测	监测体重	监测体重并记录：定时、定体重计	
监测	监测血常规检测结果	监测患者血常规检测结果：红细胞、白细胞、单核细胞、血小板计数等	Level 5

执行类别	措施名称	措施详情	循证级别
监测	监测血清电解质检测结果	监测患者血清电解质检测结果：血钠、血钾、血氯、血钙、血磷、血镁	Level 5
监测	无创血流动力学监测	进行无创性血流动力学监测：心率、心电图、呼吸功能、血氧饱和度（SpO₂）、尿量、体温、心脏超声等	Level 5
监测	有创血流动力学监测	有条件时进行有创血流动力学监测：动脉血压、中心静脉压、肺毛细血管楔压、心排出量、心脏指数、动脉血气分析	Level 5
评估	评估服用改变体液相关药物的情况	评估患者是否服用改变体液相关药物：利尿剂、脱水剂	Level 5
评估	评估既往史/现病史——体液不足	评估患者既往史和现病史：急性胰腺炎、肠梗阻、尿崩症、糖尿病、腹泻、呕吐	
评估	评估排便情况	评估患者排便情况： 1. 排便习惯、排便次数、排便量、粪便性状（如采用 Bristol 大便分型量表评估） 2. 有无出血、黏液 3. 肠蠕动情况 4. 居家排便习惯	Level 5
评估	评估排尿情况	对患者排尿情况进行评估： 1. 评估排尿次数、量、尿液性状（颜色、透明度、酸碱反应、气味） 2. 评估异常排尿情况：多尿、少尿、无尿、尿闭、膀胱刺激征、尿潴留、尿失禁	Level 1
评估	评估跌倒风险——Berg 平衡量表（BBS）	评估跌倒风险：选择 Berg 平衡量表（BBS）评估	Level 5
评估	评估全身皮肤状况	评估患者皮肤：皮肤完整性、颜色、温度、湿度、弹性及皮肤感觉	
评估	评估容量状态	评估患者的容量状态： 1. 根据症状和体征进行初步评估 2. 根据 X 线、超声等检查和实验室结果进行评估 3. 根据有创监测值进行评估	Level 1
评估	评估失血性休克分级	评估患者失血情况，有无活动性出血：依据失血量和临床表现，创伤失血性休克一般分为轻、中、重、危重 4 级： 1. 轻度休克：失血量为全身血量的 15%~20%，休克症状不明显；意识变化不大，可能清醒，也可能躁动或轻度模糊；瞳孔大小及对光反射正常；脉搏较快，约 100 次/min，强度正常或稍低；血压正常或稍低，脉压稍低（30~40mmHg）；尿量 36~50ml/h，休克指数 >1.0~1.5；微循环变化不明显 2. 中度休克：失血量为全身血量的 20%~40%，表现为烦躁不安、口渴、呼吸急促、定向力尚存，有时意识模糊，说话含糊，回答问题反应慢，瞳孔大小及对光反射正常；脉搏增快，120 次/min 或更快，强度较弱；收缩压 70~90mmHg，休克指数 1.5~2，收缩压也可降至 60~80mmHg 以下，脉压 <20mmHg；	Level 1

执行类别	措施名称	措施详情	循证级别
评估	评估失血性休克分级	颈静脉充盈不明显或仅见充盈形迹,肢体末端厥冷,手指压迫前额或胸骨部位皮肤引起的苍白 2s 以上恢复,尿量仅 24~30ml/h 3. 重度休克:失血量达全身血量的 40%~50%,意识模糊,定向力丧失,甚至昏迷,瞳孔大小正常或扩大,对光反射迟钝;脉搏快而弱(>120 次 /min),收缩压 <60mmHg 或测不到,脉压进一步缩小,休克指数 >2.0;颈静脉不充盈,前额及胸骨皮肤压迫后始终苍白,肢端厥冷,范围向近端扩大,冷汗,尿量 <18ml/h 甚至无尿;重要生命器官如心、脑的血液供应严重不足,患者可发生昏迷,甚至出现心脏停搏 4. 危重休克:失血量超过全身血量的 50%,脉搏难触及,无尿,昏迷,重度发绀	
评估	评估压力性损伤风险——Braden 评估量表	使用 Braden 评估量表评估患者压力性损伤风险	Level 5
评估	评估体液不足相关因素	评估患者体液不足的相关因素: 1. 年龄因素:老年患者体液不足易受影响,口渴反射减少或者没意识到需要水。婴儿和儿童不能用语言描述口渴 2. 其他相关因素 (1)体液丢失:腹泻、呕吐、出汗过多、发热、休克、糖尿病酮症酸中毒、烧伤、利尿药物、引流性肠梗阻、呼吸过快、机械通气、外科引流 (2)摄入限制:口腔疼痛、患者依赖于他人进食进水、禁食状态 (3)体液转移:腹腔积液、胸腔积液、脓毒症 3. 环境因素:隔离、约束、空调故障、暴露于酷热环境	Level 2
评估	评估意识状态——格拉斯哥昏迷评分量表	评估患者意识状态:使用格拉斯哥昏迷评分量表	Level 5
评估	评估引流液情况	评估患者引流液:评估患者引流液颜色、性状、量,必要时称量换下敷料以估计液体丢失量	Level 5
执行	建立静脉通路	建立静脉通路:钢针、浅静脉留置针、经外周静脉置入中心静脉导管(PICC)、中心静脉导管(CVC)	Level 5
执行	静脉输血	执行静脉输血:血液制品种类;输血目的、原则、适应证、禁忌证;交叉配血;输血反应及护理	Level 5
护理	静脉输液护理	执行静脉补液: 1. 静脉输液溶液选择:晶体液、胶体液、静脉高营养液 2. 选择合适的输液部位和输液装置 3. 输液反应观察及护理 4. 输液原则:先晶后胶、先盐后糖、宁酸勿碱、见尿补钾	Level 2

执行类别	措施名称	措施详情	循证级别
评价	评价补液效果	补液后评价补液效果： 1. 精神状态改善 2. 缺水症状改善 3. 实验室检查结果改善 4. 血流动力学监测指标改善	
护理	心理支持	做好患者的心理护理： 1. 注意护患沟通,尊重患者隐私 2. 对患者紧张、恐惧、焦虑等情绪进行疏导 3. 每天鼓励患者表达感受,发现情绪变化时家属相伴,认真倾听表示理解 4. 学会放松,可听轻音乐、做深呼吸运动 5. 减少与正处在焦虑、烦躁等情绪中的患者相接触	Level 5
护理	烧伤的护理	烧伤患者的护理： 1. 病室环境清洁,温湿度适宜,实施暴露疗法时室温保持在28~32℃,相对湿度为50%~60%,床单位每日用消毒液擦拭 2. 遵医嘱给予止痛剂、抗生素及补液,观察用药反应 3. 抬高患肢,观察患肢末梢皮肤温度、颜色、动脉搏动、肿胀、感觉等情况 4. 术前应剃除烧伤创面周围的毛发,大面积烧伤患者,应保持创面清洁干燥,定时翻身 5. 术后观察切、削痂及取、植皮部位敷料渗出情况,有渗出、异味,及时更换 6. 出现高热、寒战,创面出现脓性分泌物、坏死、臭味等,及时报告医生	
提供	提供体液平衡管理计划	提供患者体液平衡的管理计划:设定每天入量计划,维持每天体液容量平衡	
协助	协助翻身	根据患者需要翻身,以尽可能减少摩擦力和剪切力,病情不允许翻身时据病情而定	Level 5
执行	原发病治疗——引起体液不足/有体液不足风险	遵医嘱执行治疗体液不足原发病措施:积极处理外伤性出血、手术、烧伤、腹泻、呕吐、消化道梗阻、发热等导致体液不足的原发病	Level 1
执行	遵医嘱给药	正确执行用药,用药注意事项： 1. 遵医嘱准确给药:浓度、剂量、用法、时间 2. 配伍禁忌 3. 观察不良反应	Level 5
评价	评价用药后反应	应用各种药物后密切观察药物治疗效果及不良反应:效果、副作用、毒性作用、后遗效应、过敏反应、特异质反应等	Level 5
教导	健康教育——受伤风险	教导患者及其照护者受伤风险预防知识： 1. 强调在虚弱时、存在平衡/协调问题时获得帮助的重要性,以减少晕厥/跌倒的风险	Level 5

执行类别	措施名称	措施详情	循证级别
教导	健康教育——受伤风险	2. 鼓励在参加运动/活动前热身/做伸展运动以防止肌肉受伤 3. 建议注意交通安全(如使用安全带;骑自行车时戴头盔,滑冰/滑雪时进行防护;使用婴儿安全座椅等) 4. 事故预防(如使用转移装置培训;驾驶指导) 5. 家庭安全(如使用烟雾探测器;家庭氧气的安全使用) 6. 与患者/家长解决问题,在学校、工作时间、学校假期提供适当的儿童监督 7. 讨论家庭中必要的环境变化(如透明玻璃门上贴纸以显示关闭状态;降低热水器的温度;足够的楼梯照明;防篡改的药物容器;安全的化学剂/毒药储存)以防止或减少事故风险 8. 建议参与社区自助计划(如邻里互相帮助) 9. 定时监测血压:血压偏低或不稳定,在改变体位时动作宜慢,以免引起直立性低血压或眩晕而跌倒受伤 10. 建立安全活动模式,与患者及家属制订活动时间、量及形式,除在床上活动外,也可由他人协助在床上做被动运动 11. 加强安全防护:移去危险物,对定向力差及意识障碍者,建立安全保护措施,加床挡,适当约束及加强监护	
教导	教导避免食用利尿食物	建议摄入有限的咖啡、茶和酒精,因为这些物质可能会影响排尿模式的可预测性;减少或禁食咖啡因、柑橘汁、辛辣食物等,减少对膀胱的刺激	Level 5
教导	教导增加饮水量	教导患者摄入足够的水(成人每天3 000ml或以上)	Level 5
教导	健康教育——体液容积知识	教导患者自我评估体液需求:教导患者参与自我体液容量管理、体重测量、尿量监测、腹泻相关知识	Level 2
联系	多学科协作	联系相关科室,多学科协作	Level 5
联系	联系营养师	联系营养师会诊,设立营养计划	Level 5
通知	通知医生病情变化——体液不足	通知医生患者生命体征、出入量、精神状态、有创监测值改变:体温升高、血压下降、呼吸增快、心动过速、尿量增多、嗜睡/昏迷、中心静脉压(CVP)下降	Level 5
通知	通知医生——关注影响体液容量的相关药物	提示医生患者存在体液不足风险,停用相关药物:根据患者容量状态判断其存在容量不足风险,及时建议医师停止利尿剂、脱水剂的应用	Level 5

十三、体液不足风险

(一)护理问题定义

脱水或失水的可能性增加(increased chance of dehydration or fluid loss)。

(二)相关因素(导因)/危险因素

1. 吸收液体的能力受损。

2. 通过正常路径过量的体液丢失（如腹泻）。

3. 通过异常路径体液损失（伤口引流）。

4. 影响液体吸收的个体差异因素（如身体不动、无意识）。

5. 药物（如利尿剂）。

6. 影响体液需求的因素（如高代谢状态；高热；干燥，热环境）。

7. 液体需求知识缺乏。

8. 热疗。

9. 老年人、婴幼儿。

10. 肥胖、消瘦患者。

11. 尿频。

12. 取得液体有障碍。

13. 获取、摄入、吸收障碍。

14. 液体摄入不足。

（三）护理目标

1. 患者未发生体液不足 / 识别体液不足的高危因素并适当干预。

2. 管理行为和生活方式干预，防止体液不足的发展。

（四）护理措施

执行类别	措施名称	措施详情	循证级别
监测	监测出量	监测患者出量： 1. 监测患者每天的粪便量和尿量、汗液量 2. 监测其他排液量：胃液、胸腔积液、呕吐物、透析液、引流液等	Level 5
监测	监测尿常规检测结果	监测患者尿常规检测结果：白细胞、红细胞、尿酮体、尿亚硝酸盐、尿胆原、尿胆红素、尿蛋白、葡萄糖、尿比重、尿隐血、尿酸碱度等	Level 5
监测	监测入量	监测患者 24h 入量：静脉输入、口服、鼻饲	
监测	监测生命体征	监测患者生命体征：体温、脉搏 / 心率、呼吸、血压	Level 5
监测	监测体重	监测体重并记录：定时、定体重计	Level 5
监测	监测血常规检测结果	监测患者血常规检测结果：红细胞、白细胞、单核细胞、血小板计数等	Level 5
监测	监测血清电解质检测结果	监测患者血清电解质检测结果：血钠、血钾、血氯、血钙、血磷、血镁	Level 5
评估	评估口渴程度	评估患者是否口渴、口渴的程度	Level 5
评估	评估排尿情况	对患者排尿情况进行评估： 1. 评估排尿次数、量、尿液性状（颜色、透明度、酸碱反应、气味） 2. 评估异常排尿情况：多尿、少尿、无尿、尿闭、膀胱刺激征、尿潴留、尿失禁	Level 5

执行类别	措施名称	措施详情	循证级别
评估	评估全身皮肤状况	评估患者皮肤:皮肤完整性、颜色、温度、湿度、弹性及皮肤感觉	Level 5
评估	评估体液转移情况	评估患者是否有体液转移:腹腔积液、胸腔积液等	Level 5
评估	评估摄入限制因素	评估患者是否有摄入限制:口腔疼痛;吞咽困难;患者依赖他人辅助进食和饮水	Level 5
评估	评估体液不足风险相关环境因素	评估患者体液不足风险相关环境因素:隔离、限制、空调故障、酷热环境、干燥环境	Level 5
评估	评估意识状态——格拉斯哥昏迷评分量表	评估患者意识状态:采用格拉斯哥昏迷评分量表进行评分	Level 5
护理	心理支持	做好患者的心理护理: 1. 注意护患沟通,尊重患者隐私 2. 对患者紧张、恐惧、焦虑等情绪进行疏导 3. 每天鼓励患者表达感受,发现情绪变化时家属相伴,认真倾听表示理解 4. 学会放松,可听轻音乐、做深呼吸运动 5. 减少与正处在焦虑、烦躁等情绪中的患者相接触	Level 5
提供	提供体液平衡管理计划	提供患者体液平衡的管理计划:设定每天入量计划,维持每天体液容量平衡	Level 5
协助	协助翻身	根据患者需要翻身,以尽可能减少摩擦力和剪切力,病情不允许翻身时据病情而定	Level 5
协助	协助日常活动	协助患者日常活动:进食水、沐浴、如厕、穿衣、翻身等	Level 5
执行	原发病治疗——引起体液不足/有体液不足风险	遵医嘱执行治疗体液不足原发病措施:积极处理外伤性出血、手术、烧伤、腹泻、呕吐、消化道梗阻、发热等导致体液不足的原发病	Level 5
执行	遵医嘱给药——体液不足风险药物干预	执行体液不足风险因素药物干预:止泻药、止吐药、解热镇痛药、口服补液盐的使用	Level 5
评价	评价用药后反应	应用各种药物后密切观察药物治疗效果及不良反应:效果、副作用、毒性作用、后遗效应、过敏反应、特异质反应等	Level 5
教导	健康教育——受伤风险	教导患者及其照护者受伤风险预防知识: 1. 强调在虚弱时、存在平衡/协调问题时获得帮助的重要性,以减少晕厥/跌倒的风险 2. 鼓励患者在参加运动/活动前热身/做伸展运动以防止肌肉受伤 3. 建议患者注意交通安全,例如使用安全带;骑自行车时戴头盔,滑冰/滑雪时防护;使用婴儿安全座椅等 4. 事故预防(如使用转移装置培训;驾驶指导) 5. 家庭安全(如使用烟雾探测器;家庭氧气的安全使用)	Level 2

续表

执行类别	措施名称	措施详情	循证级别
教导	健康教育——受伤风险	6. 与患者/家长解决问题,在学校、工作时间、学校假期提供适当的儿童监督 7. 讨论家庭中必要的环境变化(例如,透明玻璃门上贴纸以显示关闭状态;降低热水器的温度;足够的楼梯照明;防篡改的药物容器;安全的化学剂/毒药储存)以防止或减少事故风险 8. 建议参与社区自助计划,如邻里互相帮助 9. 定时监测血压:血压偏低或不稳定,在改变体位时动作宜慢,以免引起直立性低血压或眩晕而跌倒受伤 10. 建立安全活动模式,与患者及家属制订活动时间、量及形式,除在床上活动外,也可由他人协助在床上做被动运动 11. 加强安全防护:移去危险物,对定向力差及意识障碍者,建立安全保护措施,加床挡、适当约束及加强监护	
教导	教导避免食用利尿食物	建议摄入有限的咖啡、茶和酒精,因为这些物质可能会影响排尿模式的可预测性;减少或禁食咖啡因、柑橘汁、辛辣食物等,减少对膀胱的刺激	Level 5
教导	教导增加饮水量	教导患者摄入足够的水(成人每天 3 000ml 或以上)	
教导	健康教育——体液容积知识	教导患者自我评估体液需求:教导患者参与自我体液容量管理、体重测量、尿量监测、腹泻相关知识	Level 5
管理	病房环境设置	管理病区环境: 1. 空间:病床间距≥1m 2. 温度:室温保持在 18~22℃,新生儿及老年患者室温保持在 22~24℃ 3. 湿度:湿度控制在 50%~60% 为宜,新生儿病房湿度控制在 55%~65% 为宜 4. 噪声:护理人员做到"四轻",减少人员走动,保持安静 5. 光线:适宜 6. 安全保障设备:抢救车完好、中心吸氧、中心负压、床头灯、床挡等功能良好,安全标识醒目	Level 5
联系	联系营养师	联系营养师会诊,制订营养计划	
通知	通知医生病情变化——体液容量改变	通知医生患者病情变化: 1. 生命体征改变 2. 出入量平衡异常 3. 意识状态改变	Level 5
通知	通知医生——关注体液容量相关药物	提示医生患者存在体液不足风险,停用相关药物:根据患者容量状态判断其存在容量不足风险,及时建议医师停止利尿剂、脱水剂的应用	Level 5

十四、体液过多

(一)护理问题定义

摄入过多和/或液体留滞(人体组织间隙过量积液而引起的组织肿胀)。

(二)症状/定义性特征

1. **心血管系统** 血压升高、水肿、中心静脉压增高、颈静脉怒张、肝静脉回流征阳性、第三心音出现、肺充血、胸腔积液、肺动脉压力升高、心律异常。

2. **呼吸系统** 呼吸频率增快;呼吸困难:劳力性呼吸困难、夜间阵发性呼吸困难、端坐呼吸;肺部湿啰音;呼吸模式改变;胸腔积液。

3. **神经系统** 意识状态改变、烦躁、头痛、视觉障碍、骨骼肌肉无力、感觉异常、疲劳。

4. **泌尿系统** 尿量改变(肾脏代偿期尿量增多;肾脏损害时尿量减少)。

5. **皮肤** 局部或全身凹陷性水肿;皮肤苍白湿冷;皮肤紧、发亮。

6. **消化系统** 腹腔积液、肝脏肿大。

7. **化验值结果改变** 尿比重下降、血细胞比容下降、血红蛋白下降、白蛋白下降、电解质失衡。

8. **其他** 短时间内体重增加。

(三)相关因素(导因)/危险因素

1. 调节机制相关 肾衰竭(急性、慢性)、代谢异常、激素分泌异常、淋巴水肿、右心衰竭。

2. 与门脉高压、血浆胶体渗透压降低有关 肝炎、肝硬化、腹腔积液、肝癌。

3. 动脉静脉异常有关 静脉曲张、静脉炎、感染、周围性血管病变、创伤、血栓、肿瘤。

4. 与淋巴液引流不足有关 乳房切除术。

5. 过量的钠摄入;过量的液体摄入。

6. 低蛋白摄入 减肥饮食、营养不良。

7. 其他 站立或坐着时间过长、不活动、绷带过紧、妊娠子宫静脉压迫、糖皮质激素治疗。

8. 药物治疗 卡马西平等。

(四)护理目标

1. 体液容量平衡、体液稳定。

2. 水肿减轻或消失。

3. 保持体重稳定。

(五)护理措施

执行类别	措施名称	措施详情	循证级别
监测	监测出量	监测患者出量: 1. 监测患者每天的粪便量和尿量、汗液量 2. 监测其他排液量:胃液、胸腔积液、呕吐物、透析量、引流量等	Level 5
监测	监测尿常规检测结果	监测患者尿常规检测结果:白细胞、红细胞、尿酮体、尿亚硝酸盐、尿胆原、尿胆红素、尿蛋白、葡萄糖、尿比重、隐血、尿酸碱度等	Level 5

续表

执行类别	措施名称	措施详情	循证级别
监测	监测尿量	监测尿量的改变:评估尿量有无异常,是否出现无尿(24h 尿量少于 100ml 或 12h 内无尿液产生)、少尿(24h 尿量少于 400ml 或每小时尿量少于 17ml)、多尿(24h 尿量超过 2 500ml)、尿崩症	Level 5
监测	监测入量	监测患者 24h 入量:静脉输入、口服、鼻饲	Level 5
监测	监测生命体征	监测患者生命体征:体温、脉搏 / 心率、呼吸、血压	
监测	监测体重	监测体重并记录:定时、定体重计	Level 5
监测	监测血常规检测结果	监测患者血常规检测结果:红细胞、白细胞、单核细胞、血小板计数等	Level 5
监测	监测血清电解质检测结果	监测患者血清电解质检测结果:血钠、血钾、血氯、血钙、血磷、血镁	Level 5
评估	6 分钟步行试验	进行 6 分钟步行试验	Level 5
评估	评估呼吸型态	评估患者的呼吸型态:劳力性呼吸困难、夜间阵发性呼吸困难、端坐呼吸	
评估	评估呼吸音	评估患者的呼吸音:有无肺部呼吸音异常	Level 5
评估	评估既往史 / 现病史	评估患者既往史和现病史	Level 5
评估	评估颈静脉怒张情况	评估患者有无颈静脉怒张	Level 5
评估	评估钠摄入量	评估患者钠摄入量:膳食、药物、静脉输注	Level 5
评估	评估排尿情况	对患者排尿情况进行评估: 1. 评估排尿次数、量、尿液性状(颜色、透明度、酸碱反应、气味) 2. 评估异常排尿情况:多尿、少尿、无尿、尿闭、膀胱刺激征、尿潴留、尿失禁	
评估	评估肝颈静脉回流征阳性情况	评估患者的肝颈静脉回流征阳性情况	Level 5
评估	评估全身皮肤状况	评估患者皮肤:皮肤完整性、颜色、温度、湿度、弹性及皮肤感觉	Level 5
评估	评估容量状态	评估患者的容量状态: 1. 根据症状和体征进行初步评估 2. 根据 X 线、超声等检查和实验室结果进行评估 3. 根据有创监测值进行评估	Level 1
评估	评估心功能分级	评估心功能分级	Level 5
评估	评估心理状态	运用推荐工具评估患者相应心理状态:焦虑、紧张、恐惧、烦躁、沮丧、自卑、抑郁	Level 5

执行类别	措施名称	措施详情	循证级别
评估	评估水肿情况	评估全身水肿情况： 1. 水肿发生的初始部位、时间、诱因及原因 2. 评估水肿的特点、程度、进展情况，是否出现全身性水肿 3. 有无尿量减少、头晕、乏力、呼吸困难、心跳加快、腹胀等伴随症状 4. 水肿的治疗经过，尤其是用药情况 5. 必要时测量腹围、腿围	Level 1
评估	评估体液过多相关因素	评估患者体液过多相关因素： 1. 评估患者静脉输液速度和输液量，是否输液过多过快 2. 评估患者白蛋白是否下降 3. 评估患者是否存在体液过多相关病理因素：如外科麻醉、肝脏或肾脏功能不全、低蛋白血症、下肢深静脉血栓、静脉瓣功能障碍、甲状腺功能减退等 4. 评估长期卧床患者低垂部位是否有水肿存在	Level 5
监测	无创血流动力学监测	进行无创性血流动力学监测：心率、心电图、呼吸功能、SpO_2、尿量、体温、心脏超声等	Level 5
监测	有创血流动力学监测	有条件时进行有创血流动力学监测：动脉血压、中心静脉压、肺毛细血管楔压、心排出量、心脏指数、动脉血气分析	Level 5
护理	皮肤清洁	皮肤清洁：必要时行温水淋浴或擦浴	Level 5
护理	心理支持	做好患者的心理护理： 1. 注意护患沟通，尊重患者隐私 2. 对患者紧张、恐惧、焦虑等情绪进行疏导 3. 每天鼓励患者表达感受，发现情绪变化时家属相伴，认真倾听并表示理解 4. 学会放松，可听轻音乐、做深呼吸运动 5. 减少与正处在焦虑、烦躁等情绪中的患者相接触	Level 5
护理	水肿护理	进行水肿护理：严重水肿患者取适宜体位卧床休息。监测体重和病情变化，必要时记录 24h 液体出入量。限制钠盐和水分的摄入，根据病情摄入适当蛋白质。遵医嘱使用利尿药或其他药物，观察药物疗效及副作用。高热患者给予物理降温或遵医嘱药物降温	Level 5
协助	协助采取合适体位	协助患者采取合适体位： 1. 明显呼吸困难患者给予高枕卧位或半卧位 2. 端坐呼吸患者可使用床上小桌，必要时双腿下垂 3. 下肢水肿者给予抬高下肢	Level 1
护理	制订活动计划	与患者共同制订活动计划	Level 5
执行	遵医嘱给药 ——利尿剂	正确使用利尿剂等，用药注意事项： 1. 遵医嘱准确给药：浓度、剂量、用法、时间 2. 配伍禁忌	Level 5

执行类别	措施名称	措施详情	循证级别
执行	遵医嘱给药——利尿剂	3. 观察不良反应：应用利尿剂前后注意观察体重、尿量、水肿变化并做好记录，尤其是静脉注射呋塞米后要注意有无大量利尿、脱水和电解质紊乱等现象	
评价	评价用药后反应	应用各种药物后密切观察药物治疗效果及不良反应：效果、副作用、毒性作用、后遗效应、过敏反应、特异质反应等	Level 2
指导	健康教育——体液过多饮食指导	指导患者饮食/饮水：给予低盐易消化饮食，少量多餐，伴低蛋白血症患者限制钠盐摄入，每天食盐控制在 5g 以下，控制液体摄入量，每天饮水量控制在 1 500ml 以内	Level 5
联系	多学科协作	联系相关科室，多学科协作	Level 5
通知	通知医生病情变化	通知医生病情变化	Level 5

十五、体液过多风险

（一）护理问题定义

体液留滞过多或水肿的可能性增加。

（二）相关因素（导因）/危险因素

1. 心血管系统　脉搏细速、血压下降和直立性低血压、静脉充盈度下降、中心静脉压降低。

2. 调节机制相关　肾衰竭（急性、慢性）少尿期、代谢异常、激素分泌异常、淋巴水肿、右心衰竭。

3. 与门脉高压、血浆胶体渗透压降低有关　肝炎、肝硬化、腹水、肝癌。

4. 动脉静脉异常有关　静脉曲张、静脉炎、感染、周围性血管病变、创伤、血栓、肿瘤。

5. 与淋巴液引流不足有关　乳房切除术。

6. 过量的钠摄入、过多液体摄入。

7. 低蛋白摄入　减肥饮食、营养不良。

8. 其他　站立或坐着的时间过长、不活动、绷带过紧、妊娠子宫静脉压迫、糖皮质激素治疗、抗利尿激素用量过多。

（三）护理目标

1. 患者未发生体液过多。

2. 出入量维持在平衡状态。

（四）护理措施

执行类别	措施名称	措施详情	循证级别
监测	监测出量	监测患者出量： 1. 监测患者每天的粪便量和尿量、汗液量 2. 监测其他排液量：胃液、胸腔积液、呕吐物、透析量、引流量等	Level 5

续表

执行类别	措施名称	措施详情	循证级别
监测	监测尿常规检测结果	监测患者尿常规检测结果:白细胞、红细胞、尿酮体、尿亚硝酸盐、尿胆原、尿胆红素、尿蛋白、葡萄糖、尿比重、隐血、尿酸碱度等	
监测	监测尿量	监测尿量的改变:评估尿量有无异常,是否出现无尿(24h 尿量少于 100ml 或 12h 内无尿液产生)、少尿(24h 尿量少于 400ml 或每小时尿量少于 17ml)、多尿(24h 尿量超过 2 500ml)、尿崩症	Level 5
监测	监测入量	监测患者 24h 入量:静脉输入、口服、鼻饲	Level 5
监测	监测生命体征	监测患者生命体征:体温、脉搏 / 心率、呼吸、血压	Level 5
监测	监测体重	监测体重并记录:定时、定体重计	
监测	监测血常规检测结果	监测患者血常规检测结果:红细胞、白细胞、单核细胞、血小板计数等	
监测	监测血清电解质检测结果	监测患者血清电解质检测结果:血钠、血钾、血氯、血钙、血磷、血镁	
监测	无创血流动力学监测	进行无创性血流动力学监测:心率、心电图、呼吸功能、SpO_2、尿量、体温、心脏超声等	
监测	有创血流动力学监测	有条件时进行有创血流动力学监测:动脉血压、中心静脉压、肺毛细血管楔压、心排出量、心脏指数、动脉血气分析	
评估	评估呼吸型态	评估患者的呼吸型态:劳力性呼吸困难、夜间阵发性呼吸困难、端坐呼吸	Level 2
评估	评估呼吸音	评估患者的呼吸音:有无肺部呼吸音异常	Level 5
评估	评估既往史 / 现病史	评估患者既往史和现病史	Level 5
评估	评估颈静脉怒张情况	评估患者有无颈静脉怒张	Level 5
评估	评估钠摄入量	评估患者钠摄入量:膳食、药物、静脉输注	Level 5
评估	评估排尿情况	对患者排尿情况进行评估: 1. 评估排尿次数、量、尿液性状(颜色、透明度、酸碱反应、气味) 2. 评估异常排尿情况:多尿、少尿、无尿、尿闭、膀胱刺激征、尿潴留、尿失禁	Level 5
评估	评估肝颈静脉回流征阳性情况	评估患者的肝颈静脉回流征阳性情况	Level 5
评估	评估全身皮肤状况	评估患者皮肤:皮肤完整性、颜色、温度、湿度、弹性及皮肤感觉	Level 5
评估	评估容量状态	评估患者的容量状态: 1. 根据症状和体征进行初步评估 2. 根据 X 线、超声等检查和实验室结果进行评估 3. 根据有创监测值进行评估	Level 5

执行类别	措施名称	措施详情	循证级别
评估	评估心理状态	运用推荐工具评估患者相应心理状态:焦虑、紧张、恐惧、烦躁、沮丧、自卑、抑郁	Level 5
评估	评估体液过多相关因素	评估患者体液过多相关因素: 1. 评估患者静脉输液速度和输液量,是否输液过多过快 2. 评估患者白蛋白是否下降 3. 评估患者是否存在体液过多相关病理因素:如外科麻醉、肝脏或肾脏功能不全、低蛋白血症、下肢深静脉血栓、静脉瓣功能障碍、甲状腺功能减退等 4. 评估长期卧床患者低垂部位是否有水肿存在	
护理	皮肤清洁	皮肤清洁:必要时行温水淋浴或擦浴	Level 5
护理	心理支持	做好患者的心理护理: 1. 注意护患沟通,尊重患者隐私 2. 对患者紧张、恐惧、焦虑等情绪进行疏导 3. 每天鼓励患者表达感受,发现情绪变化时家属相伴,认真倾听表示理解 4. 学会放松,可听轻音乐、做深呼吸运动 5. 减少与正处在焦虑、烦躁等情绪中的患者相接触	Level 5
协助	协助采取合适体位	协助患者采取合适体位: 1. 明显呼吸困难患者给予高枕卧位或半卧位 2. 端坐呼吸患者可使用床上小桌,必要时双腿下垂 3. 下肢水肿者给予抬高下肢	Level 5
执行	遵医嘱给药——利尿剂	正确执行利尿剂等用药,用药注意事项: 1. 遵医嘱准确给药:浓度、剂量、用法、时间 2. 配伍禁忌 3. 观察不良反应:应用利尿剂前后注意观察体重、尿量、水肿变化并做好记录,尤其是静脉注射呋塞米后要注意有无大量利尿、脱水和电解质紊乱等现象	Level 5
指导	个体化营养指导	加强营养支持,个体化营养指导:根据病情教导患者正确饮食方案知识和饮食习惯,如高蛋白、低盐低脂、低糖、低嘌呤,调整摄入水量,必要时补充电解质,少食多餐,规律进食等	Level 5
教导	健康教育——受伤风险	教导患者及其照护者受伤风险预防知识: 1. 强调在虚弱时、存在平衡/协调问题时获得帮助的重要性,以减少晕厥/跌倒的风险 2. 鼓励患者在参加运动/活动前热身/做伸展运动以防止肌肉受伤 3. 建议患者注意交通安全,例如使用安全带;骑自行车时戴头盔,滑冰/滑雪时防护;使用婴儿安全座椅等 4. 事故预防(如使用转移装置培训;驾驶指导) 5. 家庭安全(如使用烟雾探测器;家庭氧气的安全使用) 6. 与患者/家长解决问题,在学校、工作时间、学校假期提供适当的儿童监督	Level 5

续表

执行类别	措施名称	措施详情	循证级别
教导	健康教育——受伤风险	7. 讨论家庭中必要的环境变化(例如,透明玻璃门上贴纸以显示关闭状态;降低热水器的温度;足够的楼梯照明;防篡改的药物容器;安全的化学剂/毒药储存)以防止或减少事故风险 8. 建议患者参与社区自助计划,如邻里互相帮助 9. 定时监测血压:血压偏低或不稳定,在改变体位时动作宜慢,以免引起直立性低血压或眩晕而跌倒受伤 10. 建立安全活动模式,与患者及家属制订活动时间、量及形式,除在床上活动外,也可由他人协助在床上做被动运动 11. 加强安全防护:移去危险物,对定向力差及意识障碍者,建立安全保护措施,加床挡、适当约束及加强监护	
管理	病房环境设置	管理病区环境: 1. 空间:病床间距≥1m 2. 温度:室温保持在18~22℃,新生儿及老年患者室温保持在22~24℃ 3. 湿度:湿度控制在50%~60%为宜,新生儿病房湿度控制在55%~65%为宜 4. 噪声:护理人员做到"四轻",减少人员走动,保持安静 5. 光线:适宜 6. 安全保障设备:抢救车完好,中心吸氧、中心负压、床头灯、床挡等功能良好,安全标识醒目	Level 5
通知	通知医生病情变化——体液过多风险	通知医生患者病情变化: 1. 生命体征改变 2. 尿量异常 3. 出入量平衡异常 4. 呼吸型态改变 5. 水肿加重	Level 5

十六、电解质失衡

(一)护理问题定义
过高或过低水平的电解质。

(二)症状/定义性特征

1. 低钾血症症状 肌无力、四肢软弱、吞咽困难或窒息、腱反射减弱或消失、消化道功能障碍(腹胀、恶心、呕吐、肠鸣音消失或减弱)、心电图异常(T波降低、扁平或倒置,ST段降低,Q-T间期延长,U波)、代谢性酸中毒症状(头晕、躁动、昏迷、四肢抽搐、手足麻木)。

2. 高钾血症症状 神志淡漠,感觉异常,乏力,四肢瘫软,腹胀,腹泻,皮肤苍白、湿冷、青紫,低血压,心动过缓,心律不齐,心搏骤停,异常心电图(早期T波高而尖、Q-T间期延长、QRS波增宽、P-R间期延长)。

3. 低钠血症症状 恶心不适、头晕、头痛、乏力、步态紊乱、健忘、嗜睡、意识不清、昏迷、肌肉痛性痉挛。

4. **高钠血症症状** 嗜睡、乏力、易激惹、抽搐、昏迷、口渴。

5. **低钙血症症状** 易激动、口周和指尖麻木及针刺感、肌肉抽搐、手足抽搐、腱反射亢进。

6. **高钙血症症状** 便秘、多尿、疲乏、食欲减退、恶心、呕吐、体重下降、头痛、四肢疼痛、口渴、室性期前收缩。

7. **低镁血症症状** 精神紧张、易激动、烦躁不安、眼球震颤、手足抽搐、记忆力减退、精神错乱。

8. **高镁血症症状** 疲乏、肌软弱无力、腱反射消失、血压下降、呼吸肌麻痹、昏迷,甚至心搏骤停。

9. **低磷血症症状** 头晕、厌食、肌无力、抽搐、精神错乱、昏迷。

10. **高磷血症症状** 不典型,主要出现低钙血症的症状表现。

11. **实验室数值** 血清钾浓度 <3.5mmol/L、血清钾浓度 >5.5mmol/L、血清钠浓度 <135mmol/L、血清钠浓度 >145mmol/L、血清钙浓度 <2.25mmol/L、血清钙浓度 >2.75mmol/L、血清镁浓度 <0.75mmol/L、血清镁浓度 >1.25mmol/L、血清磷浓度 <0.96mmol/L、血清磷浓度 >1.62mmol/L。

(三)相关因素(导因)/ **危险因素**

1. **低钾血症相关因素** 钾摄入不足(长期进食不足、静脉中钾盐补充不足)、钾丧失过多(呕吐、腹泻、胃肠道引流、醛固酮增多症、急性肾衰竭多尿期、应用呋塞米等排钾利尿剂)、体内钾分布异常如钾离子向细胞内转移(大量输入葡萄糖和胰岛素、代谢性酸中毒)。

2. **高钾血症相关因素** 钾排出减少(急性肾衰竭、应用保钾利尿剂、盐皮质激素分泌不足)、体内钾分布异常如细胞内钾移至细胞外(溶血、挤压综合征、大面积烧伤、代谢性酸中毒)、钾摄入过多(口服或静脉输入过多钾、使用含钾药物、输入大量库存血)。

3. **低钠血症相关因素** 噻嗪类利尿剂应用、呕吐、腹泻、心力衰竭、肝硬化、水摄入过多、抗利尿激素不适当分泌综合征、甲状腺功能减退、运动后大量排汗。

4. **高钠血症相关因素** 尿崩症、水分丢失未得到补充、皮肤蒸发、出汗过多、高渗盐水输入、摄入大量盐。

5. **低钙血症相关因素** 急性重症胰腺炎、肾衰竭、坏死性筋膜炎、消化道瘘、甲状旁腺功能受损、降钙素分泌亢进、血清白蛋白水平下降、高磷酸血症、维生素 D 缺乏。

6. **高钙血症相关因素** 甲状腺功能亢进、骨转移癌、肾上腺功能不全、肢端肥大症、多发性骨髓瘤、服用维生素 D 过量。

7. **低镁血症相关因素** 长期禁食、摄入不足、吸收障碍、慢性腹泻、肠瘘、醛固酮增多、甲状腺功能亢进、高血钙、使用利尿剂、长期输液但输入的液体中不含镁。

8. **高镁血症相关因素** 肾功能不全、硫酸镁治疗子痫时、烧伤、大面积外伤、严重酸中毒。

9. **低磷血症相关因素** 磷摄入过少(胃肠或静脉途径补充磷过少)、磷排泄过多(脂肪泻、慢性腹泻、吸收不良综合征、维生素 D 缺乏、甲状腺功能亢进)、磷转移到细胞内(大量葡萄糖和胰岛素输入、呼吸性酸中毒)、严重烧伤、感染。

10. **高磷血症相关因素** 磷摄入吸收过多、服用过多维生素 D、磷排泄减少(急性肾衰竭、甲状腺功能低下）、磷从细胞内转出（酸中毒、接受细胞毒性化疗药物治疗）。

（四）护理目标

1. 电解质浓度在正常范围。
2. 电解质失衡症状消失。

（五）护理措施

执行类别	措施名称	措施详情	循证级别
监测	监测生命体征	监测患者生命体征:体温、脉搏 / 心率、呼吸、血压	Level 5
监测	监测心电图变化——高 / 低钾血症	监测患者心电图波形: 1. 如果患者心电图出现 T 波降低、扁平或倒置,ST 段降低,Q-T 间期延长,U 波,可能是低钾血症的表现 2. 如果患者心电图出现 T 波高而尖、Q-T 间期延长、QRS 波增宽、P-R 间期延长,可能是高钾血症的表现	Level 5
监测	监测血清电解质检测结果	监测患者血清电解质检测结果:血钠、血钾、血氯、血钙、血磷、血镁	Level 5
评估	评估跌倒风险——Berg 平衡量表（BBS）	评估跌倒风险:选择 Berg 平衡量表（BBS）评估	Level 5
评估	评估心理状态	运用推荐工具评估患者心理状况:焦虑、紧张、恐惧、烦躁、沮丧、自卑、抑郁	Level 5
评估	评估意识状态——格拉斯哥昏迷评分量表	评估患者意识状态:格拉斯哥昏迷评分量表评分	Level 5
护理	心理支持	做好患者的心理护理: 1. 注意护患沟通,尊重患者隐私 2. 对患者紧张、恐惧、焦虑等情绪进行疏导 3. 每天鼓励患者表达感受,发现情绪变化时家属相伴,认真倾听表示理解 4. 学会放松,可听轻音乐、做深呼吸运动 5. 减少与正处在焦虑、烦躁等情绪中的患者相接触	Level 5
执行	原发病治疗——引起电解质失衡	执行医嘱,积极治疗电解质失衡的原发病:创伤、手术、烧伤、腹泻、呕吐、消化道梗阻、肾衰竭、甲状腺功能亢进、甲状腺功能减退	Level 5
执行	遵医嘱给药——补钾	执行补钾医嘱: 1. 尽量口服补钾,鼓励患者多进食肉类、牛奶、香蕉等含钾丰富的食物 2. 见尿补钾,补钾之前先了解肾功能,因肾功能不良可影响钾离子的排出,每小时尿量大于 30ml 方可补钾 3. 控制补液中钾浓度,不宜超过 40mmol/L（相当于氯化钾 3g),禁止静脉推注以免血钾突然上升致心搏骤停 4. 不宜过量,每天补钾量为 3~6g	Level 5
评价	评价用药后反应	应用各种药物后密切观察药物治疗效果及不良反应:效果、副作用、毒性作用、后遗效应、过敏反应、特异质反应等	Level 5

执行类别	措施名称	措施详情	循证级别
指导	个体化营养指导	加强营养支持、个体化营养指导:根据病情教导患者正确饮食知识和饮食习惯,如高蛋白、低盐低脂、低糖、低嘌呤,调整摄入水量,必要时补充电解质,少食多餐,规律进食等	Level 5
教导	健康教育——电解质失衡	对患者及照护者进行电解质相关知识宣教: 1. 告知患者及照护者,长期禁食、长期控制饮食摄入者或近期有呕吐、腹泻者,应及时补钾,以防发生低钾血症 2. 肾衰竭患者应限制含钾食物和药物的摄入,并定期复查血钾浓度,以防发生高钾血症 3. 老年患者、甲状旁腺功能受损或切除患者应定期监测血钙浓度,指导患者正确补充钙剂和维生素 D	Level 5
管理	病房环境设置	管理病区环境: 1. 空间:病床间距≥1m 2. 温度:室温保持在 18~22℃,新生儿及老年患者室温保持在 22~24℃ 3. 湿度:湿度控制在 50%~60% 为宜,新生儿病房湿度控制在 55%~65% 为宜 4. 噪声:护理人员做到"四轻",减少人员走动,保持安静 5. 光线:适宜 6. 安全保障设备:抢救车完好,中心吸氧、中心负压、床头灯、床挡等功能良好,安全标识醒目	Level 5
联系	多学科协作	联系相关科室,多学科协作	Level 5
通知	通知医生——实验室指标	通知医生相关实验室指标	Level 5

十七、营养不良

(一)护理问题定义

食物与营养素摄取或吸收不足。

(二)症状 / 定义性特征

1. 吞咽肌无力。

2. 咀嚼肌无力。

3. 营养指标测量:三头肌皮褶厚度、上臂围。

4. BMI 低于 18.5。

5. 实验室检查:血清白蛋白。

6. 腹部绞痛;腹部疼痛;厌食;低于理想体重≥20%;毛细血管脆性;腹泻;过度脱发;肠鸣音亢进;缺乏食物;缺乏知识;摄入足够食物而体重减轻;错误观念;错误信息;黏膜苍白。

7. 无法摄取食物;肌张力差;味觉改变;食物摄入少于每日推荐量;摄食后立即饱腹;口腔溃疡。

（三）相关因素（导因）/危险因素

1. 疾病因素　感染、烧伤、癌症、慢性肠炎等。
2. 经济因素　低收入。
3. 无能力吸收营养素。
4. 无能力消化食物。
5. 无法咽下食物。
6. 心理因素　抑郁、神经性厌食。
7. 食物摄取不足。

（四）护理目标

1. 逐步达到预期目标的体重。
2. 体重维持在正常范围。
3. 识别影响体重减轻的因素。
4. 明确营养需求。
5. 摄取足量营养素。
6. 无营养不良体征。

（五）护理措施

执行类别	措施名称	措施详情	循证级别
观察	观察营养不良体征	观察患者营养不良体征,包括毛发枯燥易碎、擦伤、皮肤和黏膜苍白、肌肉消耗、体脂显著减少、舌苔通红、唇裂、下肢的"片状油漆"皮疹	Level 5
监测	监测进食量	监测并记录患者每餐对所提供食物的进食量（25%、50%、75%、100%）	
监测	监测体重	监测体重并记录:定时、定体重计	Level 5
监测	监测营养状况	监测营养指标: 1. 进行人体测量:BMI、三头肌皮褶厚度、上臂围、上臂肌围、握力和腰臀比值 2. 实验室测定:包括血清白蛋白、转铁蛋白、氮平衡、肌酐身高指数、血浆氨基酸谱、炎症反应、激素水平、重要器官功能、代谢因子及产物测定	Level 5
评估	评估微量营养素摄入情况	评估患者有无维生素 B_{12} 缺乏症,维生素 D 缺乏症,维生素 A、钙、铁、锌摄入不足情况	Level 5
评估	评估饮食情况	每天评估患者进食情况: 1. 评估饮食习惯,包括饮食种类、有无偏食、进食餐数、进食量 2. 评估患者进食方式:是否经口进食 3. 评估患者进食能力:进食自理能力、咀嚼能力、吞咽能力、误吸征兆	Level 5
评估	评估营养状况——营养风险筛查量表 -2002（NRS-2002）	评估患者是否有营养风险:营养风险筛查量表 -2002（nutrition risk screening,NRS-2002）进行	Level 2

续表

执行类别	措施名称	措施详情	循证级别
协助	协助蛋白质 - 能量营养不良患者进食	协助患者进食:至少花费 35min 的时间对疑似蛋白质 - 能量营养不良且无法自主进食患者喂食	Level 5
护理	饮食护理——贫血	做好贫血患者的饮食护理:向贫血患者提供富含铁、维生素 B$_{12}$、维生素 C 和叶酸的食物	
护理	制订活动计划	与患者共同制订活动计划	Level 5
执行	遵医嘱给药	正确执行用药,用药注意事项: 1. 遵医嘱准确给药:浓度、剂量、用法、时间 2. 配伍禁忌 3. 观察不良反应	Level 5
评价	评价用药后反应	应用各种药物后密切观察药物治疗效果及不良反应	Level 5
联系	联系营养师	联系营养师会诊,制订营养计划	Level 5
通知	通知医生病情变化	通知医生病情变化	Level 5

十八、营养不良风险

(一) 护理问题定义
食物与营养素摄取或吸收不足的可能性增加。

(二) 相关因素(导因)/ 危险因素
1. 疾病因素 髋关节骨折、慢性疾病有急性并发症者(肝硬化、慢性阻塞性肺病、血液透析、糖尿病、一般肿瘤患者);腹部大手术、脑卒中、重症肺炎、血液恶性肿瘤;颅脑损伤、骨髓抑制、非特异性病情严重程度评分 >10 分的 ICU 患者、厌食症。

2. 年龄因素 年龄≥70 岁。

(三) 护理目标
1. 识别存在营养不良风险患者。
2. 营养不良风险患者体重未继续下降。

(四) 护理措施

执行类别	措施名称	措施详情	循证级别
监测	监测营养状况	监测营养指标: 1. 进行人体测量:BMI、三头肌皮褶厚度、上臂围、上臂肌围、握力和腰臀比值 2. 实验室测定:包括血清白蛋白、转铁蛋白、氮平衡、肌酐身高指数、血浆氨基酸谱、炎症反应、激素水平、重要器官功能、代谢因子及产物测定	Level 5
评估	评估微量营养素摄入情况	评估患者有无维生素 B$_{12}$ 缺乏症,维生素 D 缺乏症,维生素 A、钙、铁、锌摄入不足情况	Level 5

续表

执行类别	措施名称	措施详情	循证级别
评估	评估营养状况——微型营养评估量表（MNA）	评估患者是否有营养风险：微型营养评估量表（mini-nutritional assessment，MNA）进行评估	
评估	评估营养状况——营养风险筛查量表-2002（NRS-2002）	评估患者是否有营养风险：使用营养风险筛查量表-2002（NRS-2002）进行评估	
评估	评估营养状况——营养不良筛查工具（MUST/MST）	评估患者是否有营养风险：使用营养不良筛查工具（MUST/MST）进行评估	
执行	执行肠内营养	尽早给予肠内营养：建议使用营养泵持续喂养时，速度从慢到快，即首日速度为20~50ml/h，在患者耐受的情况下，次日起每隔8~12h可增加速度10~20ml/h，逐渐加至80~100ml/h，每天12~24h内输注完毕。营养不良或代谢不稳定的患者减慢速度，并注意使营养液保持适宜温度	Level 1
执行	术前营养支持	遵医嘱对术前营养高风险的手术患者进行7~14d的术前营养支持：给予口服补充营养制剂、肠内营养、肠外营养	Level 4
执行	肠内营养支持时机	遵医嘱给予消化道术后患者在24h内口服营养补充制剂或肠内喂养	Level 5
联系	联系营养师	联系营养师会诊，制订营养计划	Level 5
通知	通知医生病情变化	通知医生病情变化	

十九、吞咽障碍

（一）护理问题定义

无法将食物从口中移动到胃里。

（二）症状/定义性特征

1. 口腔因素

（1）吞咽检查中发现口腔异常。

（2）吞咽前窒息感。

（3）吞咽前咳嗽。

（4）食物从口中掉落。

（5）食物从口中吐出。

（6）清理口腔失能。

（7）嘴唇闭合不全。

（8）分次吞咽。

（9）零碎吞咽。

（10）吞咽圆形物体不成熟。

（11）进食时间长,但是实际吃进的食物不足。

（12）舌头运动无法有效形成食糜。

（13）口腔侧沟有聚积的食物。

2. 咽部因素

（1）咽部因素的吞咽困难。

（2）头部位置改变。

（3）窒息感。

（4）咳嗽。

（5）吞咽延迟。

（6）病因不明的发热。

（7）拒绝食物。

（8）哽噎。

（9）喉抬高不足。

（10）鼻部逆流。

（11）反复肺部感染。

（12）重复吞咽。

（13）拔管后吞咽障碍（post-extubation dysphagia,PED）:饮水呛咳,无明显吞咽动作、勉强吞咽后出现湿性发音。

3. 食管因素。

4. 食管因素的吞咽困难。

5. 酸性口气。

6. 磨牙症。

7. 吞咽困难。

8. 胃痛。

9. 拒绝食物。

10. 胃灼热。

11. 呕血。

12. 头部过度伸展。

13. 夜间觉醒。

14. 夜间咳嗽。

15. 吞咽疼痛。

16. 反胃。

17. 反复吞咽。

18. 被卡住经历的主诉。

19. 进餐时无法解释的易怒。

20. 进食量有限。

21. 呕吐。

22. 枕头上有呕吐物。

（三）相关因素（导因）/ 危险因素

1. 进食行为问题。
2. 自我伤害行为。
3. 气管插管时间延长（≥48h）。
4. 年龄 >55 岁。
5. 慢性肾脏疾病、败血症。

（四）护理目标

1. 患者能有效吞咽，不伴随误吸的征兆。
2. 患者未发生误吸。

（五）护理措施

执行类别	措施名称	措施详情	循证级别
观察	观察吞咽障碍症状和体征	观察患者经口进食时是否出现咳嗽、哽噎、食物外吐、流口水、痰鸣音、二次吞咽或吞咽延迟、移动舌头或嘴唇的能力下降、咀嚼食物能力下降、无法将食物推入咽部的情况。	Level 5
评估	评估饮食情况	每天评估患者进食情况： 1. 评估饮食习惯，包括饮食种类、有无偏食、进食餐数、进食量 2. 评估患者进食方式：是否经口进食 3. 评估患者进食能力：进食自理能力、咀嚼能力、吞咽能力、误吸征兆	Level 5
评估	吞咽评估量表	评估患者的吞咽功能：使用标准吞咽功能评价（standardized swallowing assessment，SSA）量表评估患者意识状态、吞咽相关结构的功能、体位控制、自主咳嗽能力，判断其是否存在吞咽障碍，SSA 量表适用于高龄患者吞咽功能的护理评估	Level 2
评价	评价体重变化	每周称量患者体重帮助间接评价营养状态	Level 5
护理	检查吞咽情况	患者吞咽完成后检查口腔是否排空	Level 5
护理	口腔护理	控制细菌定植：每天进行口腔护理和使用 0.12%~0.2% 氯己定漱口水以抑制牙菌斑的产生	Level 5
指导	防误吸体位	指导患者正确防误吸体位：半坐卧位或 90° 坐位进食且于进食后 30~60min 再躺下，预防吸入性肺炎	Level 5
指导	指导吞咽锻炼	指导患者进行由吞咽困难团队制订的吞咽锻炼	Level 1
联系	联系营养师	联系营养师会诊，制订营养计划	Level 5
通知	通知医生病情变化	通知医生病情变化	Level 5

二十、体温过高

（一）护理问题定义

异常高的体温。

（二）症状／定义性特征

1. 体温上升期　乏力，皮肤苍白，干燥无汗，畏寒，寒战。

2. 高热持续期　面色潮红、皮肤灼热、口唇干燥、呼吸和脉搏加快、头痛、头晕、食欲下降、全身不适、软弱无力。

3. 退热期　大量出汗，可出现血压下降、脉搏细速、四肢厥冷等虚脱或休克现象。

4. 体温高于正常范围。

（三）相关因素（导因）／危险因素

1. 感染性因素　各种病原体所致的感染。

2. 非感染性因素

（1）无菌性坏死物质的吸收：包括机械性、物理性或化学性的损害；血管阻塞引起的心、肺、脾等内脏梗死或肢体坏死；各种肿瘤及血液病所引起的组织坏死及细胞破坏。

（2）变态反应：多见于风湿热、血清病、药物热、结缔组织病等。

（3）内分泌与代谢障碍：如甲状腺功能亢进及大量脱水。

（4）体温调节中枢功能紊乱：由于物理性（如中暑）、化学性（如重度安眠药物中毒）或机械性等因素直接损害体温调节中枢，造成产热大于散热。

（5）皮肤散热减少：如广泛性皮炎、鱼鳞癣、慢性心力衰竭引起的发热。

（6）自主神经功能紊乱：由于自主神经系统功能紊乱而影响正常体温调节过程，使产热大于散热，常表现为低热。

（7）所穿衣物过多。

3. 生理性高热　精神紧张、剧烈运动或月经前、妊娠期常可出现。

（四）护理目标

1. 体温过高得到控制，体温降至正常范围。

2. 无并发症（如不可逆的脑或神经损伤、急性肾功能衰竭）。

3. 患者舒适，降温措施可承受。

（五）护理措施

执行类别	措施名称	措施详情	循证级别
监测	监测出量	监测患者出量： 1. 监测患者每天的粪便量和尿量、汗液量 2. 监测其他排液量：胃液、胸腔积液、呕吐物、透析量、引流量等	Level 5
监测	监测入量	监测患者 24h 入量：静脉输入、口服、鼻饲	Level 5
监测	监测生命体征	监测患者生命体征：体温、脉搏／心率、呼吸、血压	Level 5
监测	监测体温——发热	监测体温：物理降温后 30min，药物降温 60min 复测体温。体温超过 37℃时每 4h 测量一次、体温超过 40℃时连续监测	Level 5
监测	监测血气分析检测结果	监测患者血气分析检测结果：pH、二氧化碳分压、血氧分压、血氧饱和度等	Level 5

执行类别	措施名称	措施详情	循证级别
评估	评估发病前环境	评估患者发病前身处的环境:包括溺水、低温、高温、强辐射、强腐蚀物品、生物毒性显著的重金属、有毒化学品接触时长、有毒有害物品接触途径:吸入、口服、皮肤黏膜、辐射	Level 5
评估	评估发热伴随症状体征	评估患者发热时伴随的症状体征:是否出现寒战、淋巴结肿大、出血、肝、脾大、结膜充血、单纯疱疹、关节肿痛及意识障碍	Level 5
评估	评估发热的程度	根据发热程度进行临床发热分级(以口腔温度为例):低热 37.3~38.0℃、中等热 38.1~39℃、高热 39.1~41.0℃、超高热 41℃以上	Level 5
评估	评估发热的类型	根据体温曲线分型:稽留热、弛张热、间歇热、不规则热	Level 5
评估	评估呼吸状况	评估患者呼吸状况:呼吸音、呼吸频率、呼吸节律、呼吸深度、有无呼吸困难	Level 5
评估	评估排汗情况	评估排汗情况:患者出汗(汗液量的评估)或不出汗	Level 5
评估	评估意识状态——格拉斯哥昏迷评分量表	评估患者意识状态:格拉斯哥昏迷评分量表评分	Level 5
评价	评价发热诱因是否消除	评价发热的诱因是否消除,包括受寒、饮食不洁、过度疲劳、服用药物(抗肿瘤药、免疫抑制剂、抗生素等)、术后、输血反应、衣着过多、光疗、暖箱温度过高	Level 5
提供	保证液体摄入量	保证提供 2 000ml/d 的液体摄入	Level 5
护理	口腔护理	控制细菌定植:每天进行口腔护理和使用 0.12%~0.2% 氯己定漱口水以抑制牙菌斑的产生	Level 5
护理	促进舒适护理	根据患者的情况,通过基础护理、环境改变、特殊护理等,为患者提供舒适护理,可包括: 1. 患者生病或疲乏时,降低对其认知功能的要求 2. 尽可能减少患者的不舒适:衣着柔软宽松;保持床单平整,避免硬物压伤皮肤 3. 提供多次的休息时间 4. 需要时,协助患者做基础护理 5. 区分患者所需护理措施的先后顺序 6. 根据患者的需要和要求改变环境 7. 尊重患者和家属的特殊护理要求	Level 5
护理	心理支持	做好患者的心理护理: 1. 注意护患沟通,尊重患者隐私 2. 对患者紧张、恐惧、焦虑等情绪进行疏导 3. 每天鼓励患者表达感受,发现情绪变化时家属相伴,认真倾听并表示理解 4. 学会放松,可听轻音乐、做深呼吸运动 5. 减少与正处在焦虑、烦躁等情绪中的患者相接触	Level 5

执行类别	措施名称	措施详情	循证级别
护理	提供流质或半流质饮食	给予患者每天补充营养和水分:给予高营养、易消化的流质或半流质饮食;量出为入的原则	Level 5
执行	药物降温	根据医嘱给予药物降温	Level 5
执行	物理降温	根据医嘱及病因,给予物理降温措施。物理降温措施包括:温水擦浴法,酒精擦浴法,灌肠法,冰袋/冰毯/冰帽降温法,静脉降温法。注意: 1. 降温时都要在足心置热水袋 2. 寒战时不宜行物理降温 3. 温水擦浴法在给予退热药后运用效果为佳,但体温>39.0℃时不宜进行 4. 酒精擦浴法不适用有出血倾向的患者,不宜与退热药合用,而且不宜擦腹部、后背、前胸、足心,避免引起不良反应,亦不可短时间内与温水擦浴法交替使用,静脉降温法一般运用于中枢性高热或难以降温时,并要注意寒战发生	Level 5
评价	评价降温效果	评价降温的效果:物理降温或药物降温后的效果、患者对降温措施的耐受程度、是否促进舒适	Level 5
指导	健康教育——卧床休息	指导患者卧床休息,减少活动	Level 5
指导	指导使用物理降温	指导患者及其照护者使用物理降温,物理降温的正确使用方法以及注意事项,应达到的治疗效果	Level 5
管理	病房环境设置	管理病区环境: 1. 空间:病床间距≥1m 2. 温度:室温保持在18~22℃,新生儿及老年患者室温保持在22~24℃ 3. 湿度:湿度控制在50%~60%为宜,新生儿病房湿度控制在55%~65%为宜 4. 噪声:护理人员做到"四轻",减少人员走动,保持安静 5. 光线:适宜 6. 安全保障设备:抢救车完好、中心吸氧、中心负压、床头灯、床挡等功能良好,安全标识醒目	Level 5
通知	通知医生——体温变化	通知医生体温变化:分别超过37℃、38.2℃、39℃、41℃时通知医生	Level 5
转介	转介给血液净化室	转介血液净化室	Level 5

二十一、呼吸道清除功能障碍

(一)护理问题定义

无法清除呼吸道的分泌物或阻塞物以保持气道通畅。

（二）症状／定义性特征

1. 呼吸系统症状　异常呼吸音,呼吸急促,呼吸深度改变,呼吸音降低,痰液增多,咳嗽,端坐呼吸。

2. 神经系统症状　烦躁。

3. 其他　发绀、眼睛睁大、发声困难。

（三）相关因素（导因）/ 危险因素

1. 吸烟或被动吸入烟雾。

2. 无效咳嗽。

3. 气道异物,支气管壁赘生物、分泌物潴留。

4. 疼痛。

5. 药物使用　镇静剂、肌肉阻断剂。

6. 人工气道　气管导管置管、机械通气。

7. 疾病因素　肺充血,慢性阻塞性肺疾病,肺部感染,气道敏感性增加（如哮喘）,呼吸相关神经、肌肉损伤,肺纤维化。

（四）护理目标

1. 患者痰液得到及时清除。

2. 患者痰液变稀薄,易于咳出。

3. 患者掌握有效咳嗽的方法。

（五）护理措施

执行类别	措施名称	措施详情	循证级别
观察	观察药物不良反应	观察用药后的不良反应	Level 5
监测	监测肺功能检查结果	监测患者肺功能检查结果	
监测	监测生命体征	监测患者生命体征:体温、脉搏／心率、呼吸、血压	Level 5
监测	监测痰标本结果	监测患者痰标本检测结果	Level 5
监测	监测血常规检测结果	监测患者血常规检测结果:红细胞、白细胞、单核细胞、血小板计数等	Level 5
监测	监测血氧饱和度	监测患者血氧饱和度	Level 5
监测	监测影像学检查结果	监测患者影像学检查结果	
监测	监测血气分析检测结果	监测患者血气分析检测结果:pH、二氧化碳分压、血氧分压、血氧饱和度等	
评估	评估肺部情况	评估肺部情况:两肺呼吸运动是否一致、是否有语音震颤	Level 5
评估	评估过敏史	评估过敏史:药物、食物、空气等	Level 5
评估	评估呼吸音	评估患者的呼吸音:有无肺部呼吸音异常	Level 5
评估	评估咳嗽情况	评估患者咳嗽情况:咳嗽发生与持续的时间、规律、性质、程度、伴随症状,咳嗽与体位、气候变化的关系;有无咳嗽无效或不能咳嗽;是否存在伴随症状,如胸痛、呼吸困难	

续表

执行类别	措施名称	措施详情	循证级别
评估	评估咳嗽相关因素	评估患者有无呼吸道相关病史:有无呼吸道感染、刺激性气体或粉尘吸入、服用药物等导致咳嗽的原因	Level 5
评估	评估痰液情况	评估患者痰液情况:痰液的颜色、性质、量、气味和有无肉眼可见的异物	Level 5
评估	评估全身皮肤状况	评估患者皮肤:皮肤完整性、颜色、温度、湿度、弹性及皮肤感觉	Level 5
评估	评估吸烟史	评估患者吸烟史:吸烟年限、吸烟量及是否戒烟或准备戒烟	Level 5
评估	评估意识状态——格拉斯哥昏迷评分量表	评估患者意识状态:格拉斯哥昏迷评分量表评分	
执行	经口鼻吸痰	经口鼻吸痰:避免盲目吸痰,根据个体情况必要时吸痰,吸痰前后 30min 避免进食;遵医嘱执行机械吸痰操作;痰液黏稠无力咳出、意识不清者,可经患者的口、鼻腔进行负压吸痰。注意事项: 1. 每次吸引时间少于 15s,两次抽吸间隔时间应大于 3min 2. 吸痰动作要迅速、轻柔,将不适感降至最低 3. 在吸痰前、后适当提高吸入氧浓度,避免吸痰引起低氧血症 4. 严格执行无菌操作,避免呼吸道交叉感染 5. 每次吸引前应检查负压,一般成人吸痰时的负压为 40.0~53.3kPa	Level 5
执行	经气管插管 / 切开吸痰	经气管插管 / 切开吸痰: 1. 避免盲目吸痰,根据个体情况必要时吸痰,吸痰前后 30min 避免进食 2. 遵医嘱执行机械吸痰操作,痰液黏稠无力咳出、意识不清或建立人工气道者,可经气管插管或气管切开处进行负压吸痰 注意事项:①每次吸引时间少于 15s,两次抽吸间隔时间应大于 3min;②吸痰动作要迅速、轻柔,将不适感降至最低;③在吸痰前、后适当提高吸入氧浓度,避免吸痰引起低氧血症;④严格执行无菌操作,避免呼吸道交叉感染;⑤每次吸引前应检查负压,一般成人吸痰时的负压为 40.0~53.3kPa	Level 5
评价	评价吸痰效果	吸痰后评价吸痰效果:观察患者的反应,SpO_2,患者咳痰的性质、量及颜色,听诊肺部呼吸音的改变,并记录	
护理	口腔护理	控制细菌定植:每天进行口腔护理和使用 0.12%~0.2% 氯己定漱口水以抑制牙菌斑的产生	Level 5
执行	执行血气分析	遵医嘱执行血气分析(采集动脉血)	Level 5
执行	气道湿化	执行气道湿化相关医嘱:气道加温加湿的相关措施	Level 5

执行类别	措施名称	措施详情	循证级别
评价	评价人工气道湿化效果	评价患者气道湿化治疗后的效果： 1. 痰液是否稀释、易于咳出 2. 咳出的痰液量、性质、颜色、气味等	
执行	清除气道分泌物——叩背	执行胸部叩击治疗，方法：患者侧卧位或在他人协助下取坐位，叩击者两手手指弯曲并拢，使掌侧呈杯状，以手腕力量，从肺底自下而上、由外向内、迅速而有节律地叩击胸壁，每一肺叶叩击 1~3min，叩击发出一种空而深的拍击音则表明叩击手法正确。胸部叩击的注意事项： 1. 评估：叩击前测量生命体征，听诊肺部有无呼吸音异常及干、湿啰音，明确痰液潴留部位 2. 叩击前准备：用单层薄布覆盖叩击部位以防止直接叩击引起皮肤发红，但覆盖物不宜过厚，以免降低叩击效果 3. 叩击要点：①叩击时避开乳房、心脏、骨突部位（如脊椎、肩胛骨、胸骨）及衣服拉链、纽扣等；②叩击力量应适中，以患者不感到疼痛为宜；③每次叩击时间以 3~5min 为宜，应安排在餐后 2h 至餐前 30min 完成，以避免治疗中引发呕吐；④叩击时应密切注意患者的反应	Level 1
评价	评价叩背效果	胸部叩击后评价患者胸部叩击效果：评价患者的感受，观察痰液情况，复查生命体征、肺部呼吸音及啰音变化	
执行	体位引流	遵医嘱执行体位引流治疗： 1. 引流前准备：向患者解释体位引流的目的、过程和注意事项，测量生命体征，听诊肺部，明确病变部位。引流前 15min 遵医嘱给予支气管舒张药（有条件者可使用雾化器或手按定量吸入器）。备好排痰用纸巾或一次性容器 2. 引流体位：引流体位的选择取决于分泌物潴留的部位和患者的耐受程度，原则上抬高病灶部位的位置，使引流支气管开口向下，有利于潴留的分泌物随重力作用流入支气管和气管排出 3. 引流时间：根据病变部位、病情和患者状况，每天 1~3 次，每次 15~20min。一般于饭前进行，早晨清醒后立即进行效果最好。如需在餐后进行，为了预防胃食管反流、恶心和呕吐等不良反应，应在餐后 1~2h 进行 4. 引流的观察：引流时应有护士或家人协助，观察患者有无出汗、脉搏细弱、头晕、疲劳、面色苍白等表现，评估患者对体位引流的耐受程度，如患者出现心率 >120 次/min、心律失常、高血压、低血压、眩晕或发绀，应立即停止引流并通知医生 5. 引流的配合：在体位引流过程中，鼓励并指导患者做腹式深呼吸，辅以胸部叩击或振荡等措施。协助患者在保持引流体位时进行咳嗽，也可取坐位以产生足够的气流促进排痰，提高引流效果	Level 1

续表

执行类别	措施名称	措施详情	循证级别
评价	评价体位引流效果	体位引流治疗后评价体位引流效果,观察患者咳痰的性质、量及颜色,听诊肺部呼吸音的改变,并记录	Level 1
执行	雾化吸入	执行雾化医嘱	Level 5
协助	协助排痰	协助患者排痰:协助翻身、拍背,以及时排出痰液,尤其是体弱、无力咳嗽者	Level 5
教导	健康教育——有效咳嗽方法	教导患者及年长儿有效咳嗽的方法:尽可能采用坐位,先进行深而慢的腹式呼吸 5~6 次,然后深吸气至膈肌完全下降,屏气 3~5s,继而缩唇,缓慢地经口将肺内气体呼出,再深吸一口气屏气 3~5s,身体前倾,从胸腔进行 2~3 次短促有力的咳嗽,咳嗽时同时收缩腹肌,或用手按压上腹部,帮助痰液咳出。也可让患者取俯卧屈膝位,借助膈肌、腹肌收缩,增加腹压,咳出痰液	Level 1
评价	评价有效咳嗽方法掌握情况	评价患者是否掌握有效咳嗽方法	Level 5
教导	健康教育——咳嗽时减轻疼痛的方法	教导患者咳嗽时减轻疼痛的方法:对胸痛不敢咳嗽的患者,应采取相应措施防止因咳嗽加重疼痛,如胸部有伤口可用双手或枕头轻压伤口两侧,使伤口两侧的皮肤及软组织向伤口处皱起,可避免咳嗽时胸廓扩展牵拉伤口而引起疼痛。疼痛剧烈时可遵医嘱给予止痛药,30min 后进行有效咳嗽	Level 1
指导	健康教育——口腔保健	指导口腔保健知识: 1. 做到一人一刷一口杯 2. 早晚刷牙、饭后漱口 3. 正确选择和使用漱口液,清水可清除食物残渣,漱口液可辅助清除牙菌斑 4. 提倡使用保健牙刷,每 3 个月更换一次 5. 提倡选择牙线辅助清洁牙间隙 6. 根据口腔健康选择牙膏,提倡使用含氟牙膏预防龋病 7. 科学吃糖,少喝碳酸饮料 8. 吸烟有害口腔健康 9. 提倡每年洗牙一次 10. 及时修补缺失牙齿 11. 排痰后 / 必要时指导患者口腔清洁 12. 使用水或温和的碳酸氢钠溶液,避免使用含有酒精的漱口水 13. 用软毛牙刷 / 棉签清洁牙齿和舌头 14. 使用凡士林、唇膏涂抹口唇	Level 5
指导	健康教育——安全用药	指导患者及其照护者安全用药:掌握服药时间、用药剂量、给药途径、药品有效期、储存条件、不良反应、注意事项(是否可与其他药物同服),掌握药物知识获取途径,并能够判定知识的正确性	Level 5

续表

执行类别	措施名称	措施详情	循证级别
评价	评价用药效果	用药后评价患者用药疗效	Level 5
管理	病房环境设置	管理病区环境： 1. 空间：病床间距≥1m 2. 温度：室温保持在 18~22℃，新生儿及老年患者室温保持在 22~24℃ 3. 湿度：湿度控制在 50%~60% 为宜，新生儿病房的湿度保持在 55%~65% 为宜 4. 噪声：护理人员做到"四轻"，减少人员走动，保持安静 5. 光线：适宜 6. 安全保障设备：抢救车完好，中心吸氧、中心负压、床头灯、床挡等功能良好，安全标识醒目	Level 5

二十二、气体交换障碍

（一）护理问题定义

肺泡 - 毛细血管膜氧化和 / 或二氧化碳清除过量或不足。

（二）症状 / 定义性特征

1. **动脉血气异常** pH 改变、低氧血症、高碳酸血症、血氧饱和度低下。
2. **异常呼吸模式** 异常呼吸音、呼吸急促、呼吸深度改变、呼吸音降低、端坐呼吸。
3. **神经系统症状** 烦躁、头疼、易怒。
4. **其他** 发绀、眼睛睁大、发声困难、鼻翼扇动、心动过速。

（三）相关因素（导因）/ 危险因素

1. 肺泡 - 毛细血管膜改变。
2. 通气 - 灌注失衡。
3. 呼吸疾病因素 肺充血、肺部感染、气道敏感性增加（如哮喘）、肺纤维化、气胸、肺栓塞、呼吸道异物。
4. 循环系统疾病因素 心力衰竭、心包积液、心脏压塞。

（四）护理目标

1. 患者无发绀。
2. 呼吸频率、深度趋于正常或呼吸平稳。
3. 患者自述呼吸困难减轻或消失。
4. SpO_2 和血气分析恢复正常。

（五）护理措施

执行类别	措施名称	措施详情	循证级别
观察	观察药物不良反应	观察用药后的不良反应	Level 5
监测	监测肺功能检查结果	监测患者肺功能检查结果	Level 1

执行类别	措施名称	措施详情	循证级别
监测	监测生命体征	监测患者生命体征:体温、脉搏/心率、呼吸、血压	Level 5
监测	监测血氧饱和度	监测患者血氧饱和度	Level 5
监测	监测影像学检查结果	监测患者影像学检查结果	Level 1
监测	监测血气分析检测结果	监测患者血气分析检测结果:pH、二氧化碳分压、血氧分压、血氧饱和度等	Level 1
评估	评估肺部情况	评估肺部情况:两肺呼吸运动是否一致、是否有语音震颤	Level 1
评估	评估过敏史	评估过敏史:药物、食物、空气等	Level 5
评估	评估呼吸困难程度	评估患者呼吸困难情况:呼吸困难发生的急缓、时间、特点;呼吸困难严重程度	Level 1
评估	评估呼吸音	评估患者的呼吸音:有无肺部呼吸音异常	Level 1
评估	评估缺氧临床表现	评估患者有无缺氧临床表现:口唇发绀、表情痛苦、鼻翼扇动等	Level 5
评估	评估吸烟史	评估患者吸烟史:吸烟年限、吸烟量及是否戒烟或准备戒烟	Level 1
评估	评估意识状态——格拉斯哥昏迷评分量表	评估患者意识状态:使用格拉斯哥昏迷评分量表进行评分	Level 5
评估	评估呼吸状况	评估患者呼吸状况:呼吸音、呼吸频率、呼吸节律、呼吸深度、有无呼吸困难	Level 5
执行	给予鼻导管吸氧	遵医嘱执行鼻导管吸氧: 1. 协助患者取舒适卧位 2. 用棉签蘸清水清洁患者的双侧鼻腔 3. 安装氧气装置,检查装置是否固定良好 4. 连接一次性吸氧管,打开开关,检查吸氧管是否通畅,按医嘱调节氧流量 5. 将氧气管出气孔置于患者鼻前庭处,两侧导管置于患者两耳上,用调节管将氧气管固定在颌下	Level 1
执行	给予面罩吸氧	遵医嘱执行面罩吸氧: 1. 检查面罩安装与患者面部是否吻合 2. 协助患者取舒适卧位 3. 安装氧气装置,检查装置是否固定良好 4. 连接一次性吸氧管,打开开关,检查吸氧管是否通畅,按医嘱调节氧流量 5. 为患者佩戴好面罩,松紧合适	Level 1
评价	评价氧疗效果	评价氧疗效果:观察患者呼吸困难有无改善,发绀是否减轻,听诊肺部湿啰音是否减少,监测SpO_2、血气分析结果是否正常	Level 1

执行类别	措施名称	措施详情	循证级别
执行	经口、鼻吸痰	经口、鼻吸痰:避免盲目吸痰,根据个体情况必要时吸痰,吸痰前后30min避免进食;遵医嘱执行机械吸痰操作,痰液黏稠无力咳出、意识不清者,可经患者的口、鼻腔进行负压吸痰。注意事项: 1. 每次吸引时间少于15s,两次抽吸间隔时间应大于3min 2. 吸痰动作要迅速、轻柔,将不适感降至最低 3. 在吸痰前、后适当提高吸入氧浓度,避免吸痰引起低氧血症 4. 严格执行无菌操作,避免呼吸道交叉感染 5. 每次吸引前应检查负压,一般成人吸痰时的负压为40.0~53.3kPa	Level 5
执行	经气管插管/切开吸痰	经气管插管/切开吸痰: 1. 避免盲目吸痰,根据个体情况必要时吸痰,吸痰前后30min避免进食 2. 遵医嘱执行机械吸痰操作,痰液黏稠无力咳出、意识不清或建立人工气道者,可经气管插管或气管切开处进行负压吸痰 注意事项:①每次吸引时间少于15s,两次抽吸间隔时间应大于3min。②吸痰动作要迅速、轻柔,将不适感降至最低。③在吸痰前、后适当提高吸入氧浓度,避免吸痰引起低氧血症。④严格执行无菌操作,避免呼吸道交叉感染。⑤每次吸引前应检查负压,一般成人吸痰时的负压为40.0~53.3kPa	Level 5
评价	评价吸痰效果	吸痰后评价吸痰效果:观察患者的反应,SpO_2,患者咳痰的性质、量及颜色,听诊肺部呼吸音的改变,并记录	Level 5
执行	执行血气分析	遵医嘱执行血气分析(采集动脉血)	Level 1
执行	无创机械通气	遵医嘱协助医生为患者进行无创机械通气	Level 1
协助	协助气管插管	遵医嘱协助气管插管	Level 5
执行	协助有创机械通气	遵医嘱协助医生为患者进行有创机械通气	Level 1
执行	清除气道分泌物——叩背	执行胸部叩击治疗,方法:患者侧卧位或在他人协助下取坐位,叩击者两手手指弯曲并拢,使掌侧呈杯状,以手腕力量,从肺底自下而上、由外向内、迅速而有节律地叩击胸壁,每一肺叶叩击1~3min,叩击时发出一种空而深的拍击音则表明叩击手法正确。胸部叩击的注意事项: 1. 评估:叩击前测量生命体征,听诊肺部有无呼吸音异常及干、湿啰音,明确痰液潴留部位 2. 叩击前准备:用单层薄布覆盖叩击部位以防止直接叩击引起皮肤发红,但覆盖物不宜过厚,以免降低叩击效果	Level 5

执行类别	措施名称	措施详情	循证级别
执行	清除气道分泌物——叩背	3. 叩击要点：①叩击时避开乳房、心脏、骨突部位（如脊椎、肩胛骨、胸骨）及衣服拉链、纽扣等。②叩击力量应适中，以患者不感到疼痛为宜。③每次叩击时间以 3~5min 为宜，应安排在餐后 2h 至餐前 30min 完成，以避免治疗中引发呕吐。④叩击时应密切注意患者的反应	
教导	健康教育——有效咳嗽方法	教导患者及年长儿有效咳嗽的方法：尽可能采用坐位，先进行深而慢的腹式呼吸 5~6 次，然后深吸气至膈肌完全下降，屏气 3~5s，继而缩唇，缓慢地经口将肺内气体呼出，再深吸一口气屏气 3~5s，身体前倾，从胸腔进行 2~3 次短促有力的咳嗽，咳嗽时同时收缩腹肌，或用手按压上腹部，帮助痰液咳出。也可让患者取俯卧屈膝位，借助膈肌、腹肌收缩，增加腹压，咳出痰液	Level 5
指导	健康教育——安全用药	指导患者及其照护者安全用药：掌握服药时间、用药剂量、给药途径、药品有效期、储存条件、不良反应、注意事项（是否可与其他药物同服），掌握药物知识获取途径，并能够判定知识的正确性	Level 5
评价	评价用药效果	用药后评价患者用药疗效	Level 5
指导	健康教育——缩唇呼吸训练	健康教育——缩唇呼吸训练： 1. 取舒适体位 2. 吸气时用鼻子，从 1 默数到 3 3. 呼气时缩唇，慢慢呼出气体，从 1 默数到 6 4. 吸气和呼气比初起可为 1：2 5. 每次训练时间为 10~30min，每日训练 1~2 次，每周训练 3~5d	Level 5
管理	病房环境设置	管理病区环境： 1. 空间：病床间距≥1m 2. 温度：室温保持在 18~22℃，新生儿及老年患者室温保持在 22~24℃ 3. 湿度：湿度控制在 50%~60% 为宜，新生儿病房湿度控制在 55%~65% 为宜 4. 噪声：护理人员做到"四轻"，减少人员走动，保持安静 5. 光线：适宜 6. 安全保障设备：抢救车完好，中心吸氧、中心负压、床头灯、床挡等功能良好，安全标识醒目	Level 5
通知	通知医生病情变化	通知医生病情变化	Level 1

二十三、伤害风险

（一）护理问题定义

遭受危险或损伤的可能性增加。

（二）相关因素（导因）/危险因素

1. 高龄。
2. 新生儿与婴幼儿。
3. 特殊位置。
4. 服用特殊药物。
5. 日常生活活动能力低下。
6. 视力障碍。
7. 意识障碍。
8. 睡眠障碍。
9. 营养不良。
10. 长期卧床。
11. 陌生环境。
12. 诊疗手段。
13. 负性心理。
14. 嗜酒。
15. 药物滥用。

（三）护理目标

1. 患者住院期间未遭受危险或损伤。
2. 患者负性心理消除，行为健康。
3. 患者在院期间安全需要得到满足。

（四）护理措施

执行类别	措施名称	措施详情	循证级别
观察	观察冷、热疗法的皮肤变化	在应用冷、热疗法时，应严格按操作规程进行，注意听取患者的主诉及观察局部皮肤的变化，如有不适及时处理	Level 5
评估	评估跌倒风险——Morse评分	正确识别有风险的患者，选择Morse跌倒风险评估表进行风险评估	Level 3
评估	评估是否存在负性行为或负性心理状态	评估患者是否存在负性行为或负性心理状态：酗酒、药物滥用、焦虑、抑郁、自杀行为等	Level 3
评估	评估压力性损伤风险——Braden评估量表	使用Braden评估量表评估患者压力性损伤风险	Level 5
评估	评估压力性损伤风险——Norton评分法	采用Norton评分法评估患者发生压力性损伤风险	Level 5
评估	采用住院患者焦虑抑郁量表（HADS）	评估抑郁情况：建议采用住院患者焦虑抑郁量表（hospital anxiety and depression scale，HADS）	Level 3
护理	负性心理护理	对患者实施心理护理，负性心理应重点关注，从知信行层面防止患者发生负性心理反应	Level 3

执行类别	措施名称	措施详情	循证级别
护理	压力性损伤预防	压力性损伤预防措施推荐： 1. 密切观察患者皮肤颜色和弹性，尤其关注骨隆突部位的皮肤状况 2. 必要时给予患者皮肤保护剂、泡沫敷料，预防压力性损伤的发生 3. 保持悬空，应用支架、翻身垫、翻身枕等 4. 适当增加翻身角度 5. 选择合适水垫及气垫床	Level 5
护理	依据风险等级给予跌倒预防	根据评估结果，实施不同级别的跌倒预防措施，可借鉴参考美国约翰·霍普金斯大学跌倒预防措施，其措施分3个等级： 1. 低风险患者：给予一些基本的病房环境安全和基本安全防护措施 2. 中度风险患者：在低风险患者护理措施的基础上增加如厕、转运的护理措施，评估患者的呼叫系统和求救报警系统的有效性 3. 高风险患者：在中度风险患者护理措施的基础上增加巡视的频率，将患者安置在靠近护士站的病室，使用有报警系统的轮椅及保护装置，需要24h监管及陪护	Level 2
协助	协助翻身	根据患者需要翻身，以尽可能减少摩擦力和剪切力，病情不允许翻身时据病情而定	Level 5
协助	制订个体化饮食方案	协助患者制订个体化饮食方案：与患者共同制订个性化的饮食方案、选择替代食物、选择患者喜欢的食物、更换其他可行的饮食方案	Level 5
教导	健康教育——安全知识	教导患者及家属掌握安全知识： 1. 将日常用品放置随手可及的地方，学会使用呼叫器，上床应拉起床挡 2. 患者如厕、下床活动等需要有人陪护，穿防滑鞋，衣裤勿太大、太长 3. 服用镇静安眠药的患者要等待完全清醒后再下床活动 4. 应用血管扩张剂的患者改变体位动作要慢，下床时坚持3个30s原则再行走，即醒后30s再起床，起床30s再站立，站立30s再行走 5. 对使用降糖药、降压药、利尿药、麻醉止痛药的患者，要加强观察患者的神志、精神、步态、血压，嘱患者一旦发生不适，先不要活动，应立即呼叫医护人员，给予必要的处理措施 6. 精神科病房，应将剪刀等器械放置妥当，避免患者发生危险	Level 3
指导	健康教育——减少放射性损伤	健康教育——减少放射性损伤：指导患者及家属保持接受放射部位皮肤的清洁、干燥，避免用力擦拭、肥皂擦洗及搔抓局部皮肤，以减少不必要的放射性损伤	Level 5

续表

执行类别	措施名称	措施详情	循证级别
管理	病区环境设置	管理病区环境: 1. 空间:病床间距≥1m 2. 温度:室温保持在 18~22℃,新生儿及老年患者室温保持在 22~24℃ 3. 湿度:湿度控制在 50%~60% 为宜,新生儿病房湿度控制在 55%~65% 为宜 4. 噪声:护理人员做到"四轻",减少人员走动,保持安静 5. 光线:适宜 6. 安全保障设备:抢救车完好,中心吸氧、中心负压、床头灯、床挡等功能良好,安全标识醒目	Level 5
管理	保持病区环境安全	管理病区环境安全: 1. 病房不设门槛,使用防滑地板,清洁地板时有警示标志,在非患者活动时间清洁地面,地板保持干燥、无水迹,走廊、房间地面通道无杂物 2. 病床应低于普通床,使用活动床挡,日常物品妥善放置,床旁椅四脚防滑,稳定性好,床挡牢固,刹车固定稳妥,床尾摇柄不外凸 3. 轮椅、平车、助步器刹车固定稳妥,备有防护约束带 4. 热水瓶等用物放于规定位置,盥洗盆排水效果良好,无堵塞 5. 卫生间定时清扫和消毒,并有时间记录 6. 卫生间地面无杂物,无积水,应有洗澡凳;墙上安置扶手,淋浴室安装单手拧毛巾器 7. 开水房排水效果良好,地面无积水	Level 5
管理	使用跌倒警示标志	高危跌倒患者使用跌倒警示标志	Level 2

二十四、误吸风险

(一)护理问题定义
消化道或口咽部分泌物,液体或固体的其他物质进入气管、支气管通路的可能性增加。

(二)相关因素(导因)/危险因素
1. 吞咽能力受损。
2. 咳嗽反射减退。
3. 呕吐反射抑制。
4. 上半身抬高卧位受限。
5. 呕吐、胃食管反流。
6. 食管下括约肌松弛。
7. 胃残余量增加;胃潴留。

8. 贲门括约肌松弛。

9. 胃肠蠕动功能下降。

10. 胃排空延迟。

11. 腹内压增加。

12. 意识水平下降（格拉斯哥评分≤8分）。

13. 肠内营养。

14. 使用镇静/抗癫痫类药物。

15. 面部手术/面部创伤。

16. 口腔手术/口腔创伤。

17. 颈部手术/颈部创伤。

18. 人工气道气囊压力过低（<18mmHg）。

19. 人工气道：气管切开。

20. 鼻饲管路的存在。

21. 鼻饲液输注速度。

22. 鼻饲管路直径的大小。

（三）护理目标

1. 患者住院期间未发生吸入性肺炎。

2. 患者未诉腹胀、吞咽困难、咳嗽无效等不适。

3. 患者住院期间未发生误吸。

（四）护理措施

执行类别	措施名称	措施详情	循证级别
监测	监测气囊压力	监测人工气道患者的气囊压力，并调整气囊压力至25~30cmH$_2$O，在鼻饲后1~2h内尽量不要放松气囊	Level 5
监测	监测胃残余量	每次鼻饲前回抽胃内容物来监测胃残余量：胃残余量大于200ml的患者，减慢输注速度但不减少鼻饲总量，可使用促胃动力药；胃残余量大于500ml暂停鼻饲	
评估	评估意识状态——格拉斯哥昏迷评分量表	评估患者意识状态：格拉斯哥昏迷评分量表（GCS评分）	Level 5
评估	评估误吸危险因素	评估患者的误吸危险因素：腹胀、反流、胃肠蠕动增加等	
评估	吞咽评估量表	评估患者的吞咽功能：使用标准吞咽功能评价（SSA）量表评估患者意识状态、吞咽相关结构的功能、体位控制、自主咳嗽能力，判断患者是否存在吞咽障碍，SSA量表适用于高龄患者吞咽功能的护理评估	Level 5
护理	鼻饲前防误吸准备	意识障碍患者或GCS评分<9分患者在鼻饲前翻身叩背、吸净呼吸道分泌物	Level 5
护理	鼻饲体位	鼻饲体位： 1. 除特殊治疗和禁忌外，鼻饲时将头部抬高30°~45° 2. 在喂养过程中或喂养结束后的30~60min内，尽可能保持患者体位的相对稳定	Level 1

续表

执行类别	措施名称	措施详情	循证级别
护理	鼻饲体位	3. 气管切开患者给予肠内营养时保持床头抬高 45°	
护理	鼻胃管型号选择	选择管径较细的鼻胃管	
护理	检查胃管位置	开始肠内营养 / 喂药前检查留置胃管的患者胃管的位置:持续鼻饲患者,每 4h 评估 1 次胃管的位置;分次喂养时,在每次开始进食或喂药之前均应检查胃管的位置	Level 1
护理	机械通气患者(儿)体位	在不与其他治疗措施相冲突、不违背患者意愿的情况下,给予机械通气患者半卧位(30°~45°)	Level 1
护理	声门下分泌物吸引	控制细菌定植:对预计通气时间 >48h 的患者常规行声门下分泌物吸引,吸引频次建议至少 4h 1 次	Level 2
执行	经口、鼻吸痰	经口、鼻吸痰:避免盲目吸痰,根据个体情况必要时吸痰,吸痰前后 30min 避免进食;遵医嘱执行机械吸痰操作,痰液黏稠无力咳出、意识不清者。可经患者的口、鼻腔进行负压吸痰。注意事项: 1. 每次吸引时间少于 15s,两次抽吸间隔时间应大于 3min 2. 吸痰动作要迅速、轻柔,将不适感降至最低 3. 在吸痰前、后适当提高吸入氧浓度,避免吸痰引起低氧血症 4. 严格执行无菌操作,避免呼吸道交叉感染 5. 每次吸引前应检查负压,一般成人吸痰时的负压为 40.0~53.3kPa	Level 5
执行	经气管插管 / 切开吸痰	经气管插管 / 切开吸痰: 1. 避免盲目吸痰,根据个体情况必要时吸痰,吸痰前后 30min 避免进食 2. 遵医嘱执行机械吸痰操作,痰液黏稠无力咳出、意识不清或建立人工气道者,可经气管插管或气管切开处进行负压吸痰 注意事项:①每次吸引时间少于 15s,两次抽吸间隔时间应大于 3min。②吸痰动作要迅速、轻柔,将不适感降至最低。③在吸痰前、后适当提高吸入氧浓度,避免吸痰引起低氧血症。④严格执行无菌操作,避免呼吸道交叉感染。⑤每次吸引前应检查负压,一般成人吸痰时的负压为 40.0~53.3kPa	Level 5
执行	空肠喂养——误吸风险预防	对有误吸风险的患者,建议使用空肠喂养,并同时给予胃肠减压	
执行	延长胃管末端位置	对于误吸风险较高患者,推荐延长鼻胃管插入长度,保证胃管末端达到胃幽门后位置	Level 1
执行	执行肠内营养	尽早给予肠内营养:建议使用营养泵持续喂养时,速度从慢到快,即首日速度为 20~50ml/h,在患者耐受的情况下,次日起每隔 8~12h 可增加速度(10~20ml/h),逐渐加至	

执行类别	措施名称	措施详情	循证级别
执行	执行肠内营养	80~100ml/h，每天 12~24h 内输注完毕。营养不良或代谢不稳定的患者减慢速度，并注意保持适宜温度	
执行	清除气道分泌物——叩背	执行胸部叩击治疗，方法：患者侧卧位或在他人协助下取坐位，叩击者两手手指弯曲并拢，使掌侧呈杯状，以手腕力量，从肺底自下而上、由外向内、迅速而有节律地叩击胸壁，每一肺叶叩击 1~3min，叩击时发出一种空而深的拍击音则表明叩击手法正确。胸部叩击的注意事项： 1. 评估：叩击前测量生命体征，听诊肺部有无呼吸音异常及干、湿啰音，明确痰液潴留部位 2. 叩击前准备：用单层薄布覆盖叩击部位以防止直接叩击引起皮肤发红，但覆盖物不宜过厚，以免降低叩击效果 3. 叩击要点：①叩击时避开乳房、心脏、骨突部位（如脊椎、肩胛骨、胸骨）及衣服拉链、纽扣等。②叩击力量应适中，以患者不感到疼痛为宜。③每次叩击时间以 3~5min 为宜，应安排在餐后 2h 至餐前 30min 完成，以避免治疗中引发呕吐。④叩击时应密切注意患者的反应	
执行	使用营养泵	建议对危重患者进行鼻饲时使用营养泵匀速输注	
协助	协助排痰	协助患者排痰：协助翻身、拍背，以及时排出痰液，尤其是体弱、无力咳嗽者	Level 5
教导	健康教育——有效咳嗽方法	教导患者及年长儿有效咳嗽的方法：尽可能采用坐位，先进行深而慢的腹式呼吸 5~6 次，然后深吸气至膈肌完全下降，屏气 3~5s，继而缩唇，缓慢地经口将肺内气体呼出，再深吸一口气屏气 3~5s，身体前倾，从胸腔进行 2~3 次短促有力的咳嗽，咳嗽时同时收缩腹肌，或用手按压上腹部，帮助痰液咳出。也可让患者取俯卧屈膝位，借助膈肌、腹肌收缩，增加腹压，咳出痰液	Level 5
管理	床旁急救设施准备	床旁急救设施准备：床旁备好吸痰装置、抢救车，做好急救准备	Level 5
通知	通知医生——鼻饲引起的不适	通知医生患者情况：患者出现呕吐、腹胀、腹痛、吞咽困难、咳嗽无效等情况，暂停鼻饲并通知医生	

二十五、废用综合征

（一）护理问题定义

限制活动后所产生的症候群。

（二）症状／定义性特征

1. 由局部性失用引起（如关节挛缩、失用性肌萎缩、压力性损伤、静脉血栓形成、水肿等）。

2. 由全身失用引起（如心肺功能低下、消化功能低下、易疲劳等）。

3. 由卧位重心低引起（如直立性低血压等）。

4. 由缺乏感知、运动刺激引起（如抑郁、认知活动减少、自主神经不稳定等）。

（三）相关因素（导因）/ 危险因素

1. 疼痛。

2. 意识障碍。

3. 固定手术。

4. 制动。

5. 慢性躯体或精神疾病。

6. 偏瘫。

（四）护理目标

1. 显示完整的皮肤 / 组织，或实现及时的伤口愈合。

2. 患者提高生活质量。

3. 没有感染的症状 / 体征。

4. 清楚显示无肺充血，呼吸音清晰。

5. 显示足够的外周灌注，具有稳定的生命体征，皮肤温暖干燥，周围脉冲明显。

6. 保持 / 恢复认知、神经感觉和肌肉、骨骼功能的最佳水平。

7. 在没有负面自尊的情况下，以正确的方式认识和融入自我概念的转变。

（五）护理措施

执行类别	措施名称	措施详情	循证级别
监测	监测入量	监测患者 24h 入量：静脉输入、口服、鼻饲	Level 5
监测	监测血压变化	监测患者血压	Level 5
监测	监测营养状况	监测营养指标： 1. 进行人体测量：BMI、三头肌皮褶厚度、上臂围、上臂肌围、握力和腰臀比值。 2. 实验室测定：包括血清白蛋白、转铁蛋白、氮平衡、肌酐身高指数、血浆氨基酸谱、炎症反应、激素水平、重要器官功能、代谢因子及产物测定	Level 5
评估	评估意识状态——格拉斯哥昏迷评分量表	评估患者意识状态：格拉斯哥昏迷评分量表评分	Level 5
评估	评估全身皮肤状况	评估患者皮肤：皮肤完整性、颜色、温度、湿度、弹性及皮肤感觉	Level 5
评估	评估一般资料	评估患者的一般资料：年龄、性别、文化程度、职业、婚姻状况、民族、宗教信仰等	Level 5
评估	评估自理能力——ADL 量表	使用 ADL 量表进行评估（进食、洗澡、修饰、穿衣、控制大便、控制小便、如厕、床椅转移、平地行走、上下楼梯）	Level 5
评估	疼痛评估——CPOT 量表	昏迷或终末期患者，采用重症监护室疼痛观察工具（CPOT 量表）评估疼痛程度	Level 5

执行类别	措施名称	措施详情	循证级别
评估	疼痛评估——FRS	对语言交流障碍者、儿童、老年患者使用面部表情评分法（face rating scale，FRS）评估疼痛程度	Level 5
评估	评估废用综合征风险因素	评估患者是否存在废用综合征危险因素：如肿瘤、外伤、骨折及固定情况、外科手术、慢性疾病状况、营养不良、神经脊髓病症、慢性疼痛状况、镇静药物的使用	Level 5
执行	联系康复科行康复训练	联系康复科行康复训练： 1. 康复训练遵循由简到繁、由易到难的顺序 2. 常规康复训练方案包括上下肢关节活动度（range of motion，ROM）训练、手功能训练、姿势和平衡训练、日常生活活动能力训练 3. 疾病不同时期康复功能锻炼不同，逐渐由被动功能锻炼转变为主动功能训练，鼓励并指导患者利用自身现存的功能帮助患肢的功能锻炼，康复训练越早越好	Level 5
执行	遵医嘱给药——抗凝血药	执行深静脉血栓的护理：严重者可使用抗凝剂如华法林、肝素及阿司匹林等，遵医嘱使用抗凝剂对症治疗，并关注疗效，准确记录药物用法、用量及效果	Level 5
护理	直立性低血压护理	直立性低血压的护理： 1. 由于直立性低血压，患者可能会发生损伤，根据需要协助患者进行体位改变，缓慢抬头 2. 适当地使用辅助器具 3. 保持适当的身体位置 4. 睡眠时，上半身略高于下半身 5. 对健侧肢体、躯干、头部做阻力运动 6. 按摩四肢，冷水按摩皮肤 7. 下肢、腹部使用弹性绷带，促使血液回流量增加	Level 5
护理	深静脉血栓的预防	深静脉血栓的预防：早期活动肢体，抬高下肢位置，用弹性绷带、压力套或弹力袜促进静脉回流	Level 5
护理	压力性损伤预防	压力性损伤预防措施推荐： 1. 密切观察患者皮肤颜色和弹性，尤其关注骨隆突部位血供 2. 必要时给予患者合适的皮肤保护剂、泡沫敷料，预防压力性损伤的发生 3. 保持悬空，应用支架、翻身垫、翻身枕等 4. 适当增加翻身角度 5. 选择合适的水垫及气垫床	Level 5
护理	皮肤清洁	皮肤清洁：必要时行温水淋浴或擦浴	Level 5
协助	协助床上活动	协助患者床上左右翻身、由仰卧位至坐位，适当地坐在床边，活动时间根据患者情况而定（耐受下每次 15~30min）	Level 5
协助	协助翻身	根据患者需要翻身，以尽可能减少摩擦力和剪切力，病情不允许翻身时据病情而定	Level 5

二十六、窒息风险

（一）护理问题定义

无足够空气供给呼吸的可能性增加。

（二）相关因素（导因）/危险因素

1. 吞咽功能障碍。

2. 呼吸肌无力。

3. 情绪障碍。

4. 认知功能改变。

5. 安全预防措施不足。

6. 呼吸疾病因素：呼吸道异物。

7. 嗅觉改变，运动功能障碍。

（三）护理目标

未发生窒息反应。

（四）护理措施

执行类别	措施名称	措施详情	循证级别
观察	观察药物不良反应	观察用药后的不良反应	Level 5
监测	监测肺功能检查结果	监测患者肺功能检查结果	Level 1
监测	监测生命体征	监测患者生命体征：体温、脉搏/心率、呼吸、血压	Level 1
监测	监测氧疗不良反应	监测患者氧疗不良反应	Level 1
监测	监测影像学检查结果	监测患者影像学检查结果	Level 1
监测	监测血气分析检测结果	监测患者血气分析检测结果：pH、二氧化碳分压、血氧分压、血氧饱和度等	Level 1
评估	评估呼吸困难程度	评估患者呼吸困难情况：呼吸困难发生的急缓、时间、特点；严重程度	Level 1
评估	评估意识状态——格拉斯哥昏迷评分量表	评估患者意识状态：格拉斯哥昏迷评分量表评分	Level 5
评估	评估缺氧临床表现	评估患者有无缺氧临床表现：口唇发绀、表情痛苦、鼻翼扇动等	Level 5
评估	评估吞咽功能——洼田饮水试验	采用洼田饮水试验评估患者的吞咽功能	Level 3
执行	给予鼻导管吸氧	遵医嘱执行鼻导管吸氧： 1. 协助患者取舒适卧位 2. 用棉签蘸清水清洁患者的双侧鼻腔 3. 安装氧气装置，检查装置是否固定良好 4. 连接一次性吸氧管，打开开关，检查吸氧管是否通畅，按医嘱调节氧流量 5. 将氧气管出气孔置于患者鼻前庭处，两侧导管置于患者两耳上，用调节管将氧气管固定在颌下	Level 1

续表

执行类别	措施名称	措施详情	循证级别
执行	给予面罩吸氧	遵医嘱执行面罩吸氧： 1. 检查面罩安装与患者面部是否吻合 2. 协助患者取舒适卧位 3. 安装氧气装置，检查装置是否固定良好 4. 连接一次性吸氧管，打开开关，检查吸氧管是否通畅，按医嘱调节氧流量 5. 为患者佩戴好面罩，松紧合适	Level 1
评价	评价氧疗效果	评价氧疗效果：观察患者呼吸困难有无改善，发绀是否减轻，听诊肺部湿啰音是否减少，监测SpO_2、血气分析结果是否正常	Level 1
执行	经口、鼻吸痰	经口、鼻吸痰：避免盲目吸痰，根据个体情况必要时吸痰，吸痰前后 30min 避免进食；遵医嘱执行机械吸痰操作，痰液黏稠无力咳出、意识不清者，可经患者的口、鼻腔进行负压吸痰。注意事项： 1. 每次吸引时间少于 15s，两次抽吸间隔时间应大于 3min 2. 吸痰动作要迅速、轻柔，将不适感降至最低 3. 在吸痰前、后适当提高吸入氧浓度，避免吸痰引起低氧血症 4. 严格执行无菌操作，避免呼吸道交叉感染 5. 每次吸引前应检查负压，一般成人吸痰时的负压为 40.0~53.3kPa	Level 1
执行	经气管插管 / 切开吸痰	经气管插管 / 切开吸痰： 1. 避免盲目吸痰，根据个体情况必要时吸痰，吸痰前后 30min 避免进食 2. 遵医嘱执行机械吸痰操作，痰液黏稠无力咳出、意识不清或建立人工气道者，可经气管插管或气管切开处进行负压吸痰。注意事项：①每次吸引时间少于 15s，两次抽吸间隔时间应大于 3min。②吸痰动作要迅速、轻柔，将不适感降至最低。③在吸痰前、后适当提高吸入氧浓度，避免吸痰引起低氧血症。④严格执行无菌操作，避免呼吸道交叉感染。⑤每次吸引前应检查负压，一般成人吸痰时的负压为 40.0~53.3kPa	Level 1
评价	评价吸痰效果	吸痰后评价吸痰效果：观察患者的反应，SpO_2，患者咳痰的性质、量及颜色，听诊肺部呼吸音的改变，并记录	Level 5
执行	无创机械通气	遵医嘱协助医生为患者进行无创机械通气	Level 1
执行	协助有创机械通气	遵医嘱协助医生为患者进行有创机械通气	Level 1
协助	协助气管插管	遵医嘱协助气管插管	Level 5

执行类别	措施名称	措施详情	循证级别
指导	健康教育——安全用药	指导患者及其照护者安全用药:掌握服药时间、用药剂量、给药途径、药品有效期、储存条件、不良反应、注意事项(是否可与其他药物同服),掌握药物知识获取途径,并能够判定知识的正确性	Level 5
评价	评价用药效果	用药后评价患者用药疗效	Level 5
教导	健康教育——有效咳嗽方法	教导患者及年长儿有效咳嗽的方法:尽可能采用坐位,先进行深而慢的腹式呼吸 5~6 次,然后深吸气至膈肌完全下降,屏气 3~5s,继而缩唇,缓慢地经口将肺内气体呼出,再深吸一口气屏气 3~5s,身体前倾,从胸腔进行 2~3 次短促有力的咳嗽,咳嗽时同时收缩腹肌,或用手按压上腹部,帮助痰液咳出。也可让患者取俯卧屈膝位,借助膈肌、腹肌收缩,增加腹压,咳出痰液	Level 5
管理	管理病区环境	管理病区环境: 1. 空间:病床间距≥1m 2. 温度:室温保持在 18~22℃,新生儿及老年患者室温保持在 22~24℃ 3. 湿度:湿度控制在 50%~60% 为宜,新生儿病房湿度控制在 55%~65% 为宜 4. 噪声:护理人员做到"四轻",减少人员走动,保持安静 5. 光线:适宜 6. 安全保障设备:抢救车完好,中心吸氧、中心负压、床头灯、床挡等功能良好,安全标识醒目	Level 5
通知	通知医生病情变化	通知医生病情变化	Level 1

二十七、跌倒风险

(一)护理问题定义

发生跌倒的可能性增加。

(二)相关因素(导因)/危险因素

1. 下肢力量不足。

2. 平衡障碍、步态不稳。

3. 病理因素　脑卒中、脑梗死、小脑疾病、帕金森病、前庭功能障碍、外周神经疾病、直立性低血压、冠心病、心律失常、小血管缺血性病变、视觉障碍(白内障、偏盲、青光眼、黄斑变性)、谵妄、阿尔茨海默病、抑郁症、昏厥、眩晕、惊厥、呼吸障碍、贫血、脱水以及电解质平衡紊乱、前列腺疾病、大小便失禁、排尿性晕厥、慢性肾脏病、糖尿病、关节炎、骨质疏松、足部疾病、肿瘤、术后恢复期、贫血、听力损伤、睡眠障碍、压力性损伤病史。

4. 药物应用　抗高血压药(如利尿剂、β受体阻滞剂)、抗心律失常药、抗胆碱能药、抗组胺药、镇静剂和催眠药（如苯二氮䓬类药物）、抗精神病药、抗抑郁药、麻醉剂和非甾体抗炎药。

5. 环境 照明不足，湿滑、不平坦的路面，步行途中的障碍物，暴露在不安全的天气条件，不合适的家具高度和摆放位置，楼梯台阶，卫生间防滑设施不足，未固定的地毯，不合适的鞋子，高度不合适和稳定性差的座椅，辅助器械运用不当（拐杖、助行器具等）。

6. 营养不良。

7. 日常生活障碍。

8. 意识状态。

9. 依从性不佳。

10. 有跌倒史。

11. 身体活动（缺乏锻炼）、跌倒恐惧、匆忙和冒险行为。

12. 年龄 >65 岁。

（三）护理目标

1. 患者住院期间出现眩晕、意识模糊等不适症状较前减少。

2. 活动时出现眩晕等不适症状，会立即报告医务人员。

3. 患者住院期间未发生跌倒。

（四）护理措施

执行类别	措施名称	措施详情	循证级别
评估	评估认知功能	应用科学工具评估患者的认知功能： 1. MMSE 是目前临床应用最广泛的认知筛查量表，包括定向力（10 分）、记忆力（3 分）、注意力和计算力（5 分）、回忆能力（3 分）、语言能力（9 分）五个部分，最高分为 30 分 2. 分数在 27~30 分为正常，分数小于 27 分为有认知功能障碍 3. 痴呆严重程度分级：MMSE≥21 分为轻度痴呆，MMSE 在 10~20 分为中度痴呆，MMSE≤10 分为重度痴呆	Level 2
评估	评估机体活动功能	通过评估患者日常生活活动完成情况进行综合评价，机体活动功能可分为 5 级。0 级：完全能独立，可自由活动。1 级：需要使用设备或器械。2 级：需要他人的帮助、监护和教育。3 级：既需要帮助，也需要设备和器械。4 级：完全不能独立，不能参加活动	Level 1
评估	评估用药情况——增加跌倒风险的药物	评估患者是否服用了易致跌倒的药物：用药情况、用药量、配伍禁忌、依从性	Level 1
评估	评估跌倒风险——Berg 平衡量表（BBS）	评估跌倒风险：选择 Berg 平衡量表（BBS）进行评估	Level 5
评估	评估跌倒风险——Morse 评分	正确识别有风险的患者，选择 Morse 跌倒风险评估表进行风险评估	Level 3
评估	评估跌倒史	评估患者有无跌倒史：跌倒时间、次数、严重程度、原因	Level 5

执行类别	措施名称	措施详情	循证级别
评估	评估跌倒相关的心理变化	评估患者与跌倒相关的心理变化:焦虑、沮丧、自卑、恐惧心理、高估自己能力、忘记自己限制、怕麻烦	Level 5
评估	评估眩晕症状	评估患者有无眩晕	Level 3
评估	评估衣着安全性	评估患者衣着安全性:衣服松紧度及鞋子尺码是否合适	Level 5
评估	视力评估	评估患者是否存在视力问题:白内障、青光眼、黄斑病变、视力下降	Level 5
观察	观察药物不良反应	观察用药后的不良反应	Level 1
提供	提供行走活动工具	提供患者行走活动工具,如步行器、拐杖或轮椅等	Level 1
协助	协助锻炼	协助患者进行运动锻炼: 1. 专业人士指导 2. 增强肌力 3. 中低强度 4. 每次 30~60min,每周 2~3 次	Level 1
监督	高风险患者活动时有专人陪伴	高风险患者活动时有专人陪伴	Level 1
指导	健康教育——安全用药	指导患者及其照护者安全用药:掌握服药时间、用药剂量、给药途径、药品有效期、储存条件、不良反应、注意事项(是否可与其他药物同服),掌握药物知识获取途径,并能够判定知识的正确性	Level 1
指导	指导日常生活自理	指导患者日常生活自理活动:吃饭、洗澡、修饰、穿衣、排泄、如厕、床椅移动、平地移动、上下楼梯	Level 5
教导	健康教育——跌倒预防	跌倒预防教育: 1. 教导照护者注意以下时刻谨防患者跌倒:离床活动、起床、散步、取物、如厕、洗澡 2. 教导患者注意体位改变、合理穿着、合理使用助步器 3. 教导患者必要时服用维生素 D 和补钙	Level 1
管理	病房环境设置	管理病区环境: 1. 空间:病床间距≥1m 2. 温度:室温保持在 18~22℃,新生儿及老年患者室温保持在 22~24℃ 3. 湿度:控制在 50%~60% 为宜,新生儿病房湿度宜为 55%~65% 为宜 4. 噪声:护理人员做到"四轻",减少人员走动,保持安静 5. 光线:适宜 6. 安全保障设备:抢救车完好、中心吸氧、中心负压、床头灯、床挡等功能良好,安全标识醒目	Level 1
联系	多学科协作	联系相关科室,多学科协作	Level 5

执行类别	措施名称	措施详情	循证级别
管理	保持病区环境安全	管理病区环境： 1. 病房不设门槛，使用防滑地板，清洁地板时有警示标志，在非患者活动时间清洁地面，地板保持干燥、无水迹，走廊、房间地面通道无杂物 2. 病床应低于普通床，使用活动床挡，日常物品妥善放置，床旁椅四脚防滑，稳定性好，床挡牢固，刹车固定稳妥，床尾摇柄不外凸 3. 轮椅、平车、助步器刹车固定稳妥，备有防护约束带 4. 热水瓶等用物放于规定位置，盥洗盆排水效果良好，无堵塞 5. 卫生间定时清扫和消毒，并有时间记录 6. 卫生间地面无杂物，无积水，应有洗澡凳，墙上安置扶手，淋浴室安装单手拧毛巾器 7. 开水房排水效果良好，地面无积水	Level 1
管理	使用跌倒警示标志	有高危跌倒风险的患者使用跌倒警示标志	Level 5
通知	通知医生——建议停止使用使跌倒风险增加的药物	通知医生，提醒医生患者使用了使跌倒风险增加的药物，根据患者情况建议医生停用使跌倒风险增加的药物	Level 5

二十八、自杀风险

(一) 护理问题定义

蓄意自杀的可能性增加。

(二) 相关因素(导因)/危险因素

1. 危险因素

(1) 行为：改变意志；赠送财产；激进；立遗嘱；态度的显著改变；行为的显著变化；囤积药物；重度抑郁症者突然欣快。

(2) 心理：内疚；物质滥用。

(3) 情境：丧失自主性；丧失独立性。

(4) 社会：集体自杀；纪律问题；家庭生活破坏；悲伤；无助感；社会支持不足；孤独；失去重要关系；社会隔离；绝望；严重经济损失。

(5) 言语：口述想要自杀；威胁其他人要自杀。

(6) 其他：慢性疼痛。

2. 高危人群 青春期人群；生活在非传统环境中的青少年；离婚状态人群；经济弱势人群；老年人；有家族自杀史人群；有童年虐待史人群；有自杀未遂史人群；有自伤史人群；独居人群；男性；搬迁者；退休者；丧偶者；丧亲者。

3. 相关疾病 身体疾病；精神障碍；终末期疾病。

（三）护理目标

1. 患者住院期间无自杀倾向。
2. 患者未诉悲观绝望、自责、焦虑、惊恐等负性情绪。
3. 患者住院期间无注意力集中困难及与自杀内容有关的幻觉。

（四）护理措施

执行类别	措施名称	措施详情	循证级别
评估	评估自杀风险	评估自杀风险： 1. 对可疑患者用自杀风险因素评估量表评估患者的自杀风险：≤5 分为低风险；6~8 分为中风险；9~11 分为高风险；≥12 分为极高风险。评分≥9 分者列为护士重点关注对象。对重点关注对象每天进行再评估，悬挂警示牌并重点交班 2. 部分临床实践使用了简化的版本 PHQ-2，其他简要的筛查工具包括急诊科用的 ED-SAFE 患者安全筛查问卷（ED-SAFE patient safety screen questionnaire）和自杀行为问卷修订版（suicide behaviors questionnaire-revised，SBQ-R）	Level 5
护理	预防自杀的措施	关注精神障碍患者出现自杀行为的规律，有以下几点注意事项： 1. 在交班时间、晚饭时间、清晨、夜间或工作人员较少时，要特别注意密切观察，须 15min 巡视患者 1 次 2. 服药时仔细检查患者口腔、衣袋等，严防患者藏匿、蓄积药物以顿服自杀 3. 使用腋下或肛表测量体温，由专人看护，禁止测量口温，防止患者吞服体温计 4. 清晨是抑郁情绪最严重的时刻，因此清晨最易发生意外，应加强巡视	Level 5
教导	健康教育——自杀预防	当处于自杀危险中的患者离开医院，教导患者和家人自杀预防相关知识	Level 5
联系	联系心理治疗师	联系心理治疗师	Level 5

二十九、日常生活自理能力改变

（一）护理问题定义

维持日常自我生活的能力改变或调整。

（二）症状/定义性特征

丧失一定生理功能及认知能力、不具备完全自我照料能力的人，日常生活自理能力及认知能力缺陷。

（三）相关因素（导因）/危险因素

1. 压力性损伤、跌倒、痴呆、谵妄、抑郁、失禁、噎食、医源性疾病等老年综合征。
2. 脑卒中后昏迷、脑瘫、癫痫、其他心脑血管疾病等引起中枢神经损伤。
3. 骨质疏松、骨折、失能、残障、脊髓损伤（高位截瘫）患者。
4. 术后或损伤后引起关节疼痛、肿胀，关节功能障碍，骨折位置瘀斑、压痛，肌肉、关节囊、肌腱以及韧带发生粘连或者痉挛,感觉、运动障碍。

5. 医嘱限制其活动的患者、精神异常的患者(慢性精神分裂症)、肢体瘫痪的患者。

6. 卧床不起、反射异常、大小便失禁等。

7. 各种轻、中、重度功能障碍(认知障碍、言语障碍、吞咽障碍、运动障碍等)后遗症。

8. 年龄增加(>70 岁)伴随肌肉的萎缩。

9. 失能老人。

(四) 护理目标

患者自理能力未恢复期间为患者提供帮助,保证患者舒适度、安全、床单位及衣物整洁,未因自理能力下降受到伤害;自理能力恢复期间,让患者自行完成自我照顾。

(五) 护理措施

执行类别	措施名称	措施详情	循证级别
观察	观察药物不良反应	观察用药后的不良反应	Level 5
监测	监测生命体征	监测患者生命体征:体温、脉搏 / 心率、呼吸、血压	Level 5
评估	评估焦虑程度——焦虑自评量表(SAS)	评估焦虑情况:建议采用焦虑自评量表(self-rating anxiety scale,SAS)测试焦虑分级,测评结果仅供参考。本量表按中国常模结果设计,总粗分的 1.25 倍为标准分。总粗分的正常上限为 40 分,标准分为 50 分。若标准分低于 50 分,说明心理状况正常,若超过 50 分说明有焦虑症状,分值越高,说明焦虑症状越严重,需要接受心理咨询甚至需要在医生指导下服药。标准分(中国常模):50~59 分为轻度焦虑,60~69 分为中度焦虑,70 分以上为重度焦虑	Level 1
评估	评估皮肤感染情况	评估皮肤感染情况:皮肤有无红、肿、热、痛、异常分泌物	Level 5
评估	评估抑郁症状	评估患者有无抑郁症状	Level 5
评估	评估意识状态——格拉斯哥昏迷评分量表	评估患者意识状态:格拉斯哥昏迷评分量表评分	Level 5
评估	评估跌倒风险——Berg 平衡量表(BBS)	评估跌倒风险:选择 Berg 平衡量表(BBS)进行评估	Level 5
评估	评估日常生活活动能力——Barthel 指数量表	应用 Barthel 指数评估 6 周岁以上的患者的自理能力:应用 Barthel 指数(包括进食、洗澡、修饰、穿衣、控制大便、控制小便、如厕、床椅转移、平地行走、上下楼梯 10 项内容,总分 100 分,得分越低、依赖性越强)对患者进行自理能力的评估,60 分以上者为生活基本可以自理,40~60 分者为生活需要帮助,20~40 分者为生活需要很大帮助,20 分以下者为生活完全需帮助	Level 5
执行	联系康复科行康复训练	联系康复科行康复训练: 1. 康复训练遵循由简到繁、由易到难的顺序 2. 常规康复训练方案包括上下肢关节活动度(range of motion,ROM)训练、手功能训练、姿势和平衡训练、日常生活活动能力训练	Level 5

续表

执行类别	措施名称	措施详情	循证级别
执行	联系康复科行康复训练	3. 疾病不同时期康复功能锻炼不同,逐渐由被动功能训练,转变为主动功能训练,鼓励并指导患者利用自身现存的功能帮助患肢的功能锻炼,康复训练越早越好	
执行	遵医嘱给药	正确执行用药,用药注意事项: 1. 遵医嘱准确给药:浓度、剂量、用法、时间 2. 配伍禁忌 3. 观察不良反应	Level 5
护理	Bobath 体位转移	给予 Bobath 体位转移技术。遵循原则:患者能够独立转移时尽量提供最少帮助或不提供帮助,被动转移作为最后选择方式,随着功能恢复,辅助者提供帮助应减少	Level 1
护理	晨/晚间护理	根据患者情况进行晨/晚间护理,增加舒适度	Level 5
护理	会阴冲洗	协助患者排便后/预防感染时进行会阴冲洗,保持局部清洁及干爽	Level 5
护理	皮肤清洁	皮肤清洁:必要时行温水淋浴或擦浴	Level 5
护理	清理排泄物	协助患者清理排泄物,保持床单位及衣物干燥、清洁	Level 5
护理	心理支持	做好患者的心理护理: 1. 注意护患沟通,尊重患者隐私 2. 对患者紧张、恐惧、焦虑等情绪进行疏导 3. 每天鼓励患者表达感受,发现情绪变化时家属相伴,认真倾听并表示理解 4. 学会放松,可听轻音乐、做深呼吸运动 5. 减少与正处在焦虑、烦躁等情绪中的患者相接触	Level 5
护理	压力性损伤预防	压力性损伤预防措施推荐: 1. 密切观察患者皮肤颜色和弹性,尤其关注骨隆突部位血供 2. 必要时给予患者合适的皮肤保护剂、泡沫敷料,预防压力性损伤的发生 3. 保持悬空,应用支架、翻身垫、翻身枕等 4. 适当增加翻身角度 5. 选择合适的水垫及气垫床	Level 5
协助	协助床上活动	协助患者床上左右翻身、由仰卧位至坐位、适当地坐在床边,活动时间根据患者情况而定,(耐受下每次15~30min)	Level 2
协助	协助翻身	根据患者需要翻身,以尽可能减少摩擦力和剪切力,病情不允许翻身时据病情而定	Level 5
协助	协助进食	协助患者进食:患者进食时提供必要的帮助	Level 5
指导	出院指导	出院指导: 1. 患者出院时应向患者说明医嘱的重要性,提醒患者严格遵守医嘱要求,按时按量服用药物	Level 3

续表

执行类别	措施名称	措施详情	循证级别
指导	出院指导	2. 注意保持良好的生活方式、饮食习惯及心理状态,坚持进行适当强度的体育锻炼,注意劳逸结合 3. 定时进行检查或复诊,注重个人卫生,尽量少去公共场所及少服用影响免疫功能的药物 4. 为出院后的患者提供经常性的支持指导,发放有针对性的健康教育单、手册 5. 告知患者救护人员的联系方式	
指导	鼓励沟通交流(失语患者)	对失语患者进行沟通指导,并肯定患者取得的进步	Level 5
指导	健康教育——康复训练	指导患者在康复训练过程中把控运动的速度、强度,躯干位移	Level 5
指导	健康教育——自理能力	指导患者管理家居环境	Level 5
指导	指导日常生活自理	指导患者日常生活自理活动:吃饭、洗澡、修饰、穿衣、排泄、如厕、床椅移动、平地移动、上下楼梯	Level 5
监督	监督活动情况	监督患者活动情况	Level 5
教导	健康教育——疾病相关知识	教导疾病相关知识:病因、治疗、药物、活动、饮食、危险因素、并发症的症状和体征、禁忌证	Level 5
管理	保持病区环境安全	管理病区环境: 1. 病房不设门槛,使用防滑地板,清洁地板时有警示标志,在非患者活动时间清洁地面,地板保持干燥、无水迹,走廊、房间地面通道无杂物 2. 病床应低于普通床,使用活动床挡,日常物品妥善放置,床旁椅四脚防滑,稳定性好,床挡牢固,刹车固定稳妥,床尾摇柄不外凸 3. 轮椅、平车、助步器刹车固定稳妥,备有防护约束带 4. 热水瓶等用物放于规定位置,盥洗盆排水效果良好,无堵塞 5. 卫生间定时清扫和消毒并有时间记录 6. 卫生间地面无杂物,无积水,应有洗澡凳,墙上安置扶手,淋浴室安装单手拧毛巾器 7. 开水房排水效果良好,地面无积水	Level 5
联系	联系物理治疗师	联系物理治疗师,为患者制订合理的锻炼计划	Level 5
转介	延续护理	出院后延续治疗依从性和提高生活自理能力,可改善生活质量	Level 3

三十、如厕能力丧失

（一）护理问题定义

排泄、排尿的自我照顾能力不足。

（二）症状／定义性特征

能力丧失：到达马桶处、穿脱衣物、坐下或从马桶上站起、排泄后卫生处理、冲马桶等能力丧失。

（三）相关因素（导因）／危险因素

1. 认知功能改变　认知障碍、虚弱、疲劳、焦虑等。

2. 移动功能障碍。

3. 病理改变　神经、肌肉、骨骼肌受损等。

4. 环境障碍　机械约束（夹板固定、石膏固定、牵引、长期卧床、使用呼吸机等）。

5. 相关疾病因素　截瘫、截肢、直肠癌、前列腺癌、膀胱癌、尿路畸形、帕金森病、阿尔茨海默病、癫痫、脊髓损伤、卒中等。

6. 年龄　3 岁以下婴幼儿：神经肌肉发育不全；老年人：功能减退，肛门括约肌松弛。

7. 其他因素　药物、外伤、手术、疼痛、排便习惯改变等。

（四）护理目标

1. 自主如厕良好。

2. 如厕能力好转。

（五）护理措施

执行类别	措施名称	措施详情	循证级别
监测	监测入量	监测患者 24h 入量：静脉输入、口服、鼻饲	Level 5
监测	监测尿量	监测尿量的改变：评估尿量有无异常，是否出现无尿（24h 尿量少于 100ml 或 12h 内无尿液产生）、少尿（24h 尿量少于 400ml 或每小时尿量少于 17ml）、多尿（24h 尿量超过 2 500ml）、尿崩症	Level 5
评估	评估认知功能	应用科学工具评估患者的认知功能： 1. MMSE 是目前临床应用最广泛的认知筛查量表，包括定向力（10 分）、记忆力（3 分）、注意力和计算力（5 分）、回忆能力（3 分）、语言能力（9 分）五个部分，最高分为 30 分 2. 分数在 27~30 分为正常，分数小于 27 分为有认知功能障碍 3. 痴呆严重程度分级：MMSE≥21 分为轻度痴呆，MMSE 在 10~20 分为中度痴呆，MMSE≤10 分为重度痴呆	
评估	评估便秘情况	评估患者便秘情况：包括排便次数、排便习惯、粪便性状（如采用 Bristol 大便分型量表评估）、排便困难的程度等，是否伴随腹胀、腹痛、腹部不适以及胸闷、胸痛、气急、头晕等症状	Level 5

执行类别	措施名称	措施详情	循证级别
评估	评估肌力分级	评估患者肌力情况。0级:完全瘫痪。I级:可见肌肉轻微收缩,但无肢体运动。II级:肢体能在床上水平运动,但不能抬离床面。III级:肢体可抬离床面,但不能抵抗阻力。IV级:能抵抗部分阻力。V级:正常肌力	Level 1
评估	评估留置尿管必要性	评估是否有留置必要性,预防导尿管相关尿路感染	
评估	评估排便情况	评估患者排便情况: 1. 排便习惯、排便次数、排便量、粪便性状(如采用Bristol大便分型量表评估) 2. 有无出血、黏液 3. 肠蠕动情况 4. 居家排便习惯	
评估	评估排尿情况	对患者排尿情况进行评估: 1. 评估排尿次数、量、尿液性状(颜色、透明度、酸碱反应、气味) 2. 评估异常排尿情况:多尿、少尿、无尿、尿闭、膀胱刺激征、尿潴留、尿失禁	
评估	评估前列腺功能	评估患者前列腺功能,通过彩超、膀胱镜等检查前列腺大小、形状等,前列腺肥大为男性尿潴留常见原因之一	
评估	评估意识状态——格拉斯哥昏迷评分量表	评估患者意识状态:格拉斯哥昏迷评分量表评分	
评估	评估用药史	全面评估患者目前用药情况及用药史	Level 5
评估	评估日常生活活动能力——Barthel指数量表	应用Barthel指数评估6周岁以上的患者的自理能力:应用Barthel指数(包括进食、洗澡、修饰、穿衣、控制大便、控制小便、如厕、床椅转移、平地行走、上下楼梯10项内容,总分100分,得分越低,依赖性越强)对患者进行自理能力的评估,60分以上者为生活基本可以自理,40~60分者为生活需要帮助,20~40分者为生活需要很大帮助,20分以下者为生活完全需要帮助	
评估	评估如厕能力丧失相关因素	评估患者致病因素:神经受损、肌肉骨骼受损、夹板固定、石膏固定、牵引、手术、外伤、药物、截肢、心脏病、截瘫、直肠癌、前列腺癌、膀胱癌、尿路畸形、帕金森病、癫痫、阿尔茨海默病、脊髓损伤、卒中等	
评估	评估大便性质	评估患者大便性质,采用Bristol大便分型量表。第一型:一颗颗硬球(很难通过)。第二型:香肠状,但表面凹凸。第三型:香肠状,但表面有裂痕。第四型:像香肠或蛇一样且表面很光滑。第五型:断边光滑的柔软块状(容易通过)。第六型:粗边蓬松块,糊状大便。第七型:水状,无固体块(完全液体)。第一型和第二型表示有便秘;第三型和第四型是理想的便形,尤其第四型是最容易排便的形状,第五至第七型则代表可能有腹泻	Level 5

续表

执行类别	措施名称	措施详情	循证级别
护理	促进排尿护理	促进排尿护理:为患者按摩腹部、温水擦洗会阴、听流水声等刺激排尿反射弧	
护理	更换尿垫	大小便失禁的患者给予更换尿垫,保持局部的清洁及干爽	
护理	膀胱造瘘管护理	膀胱造瘘管护理:评估膀胱造瘘管留置的必要性;观察患者有无血尿、堵塞、感染,穿刺口有无漏尿、脓肿等,妥善固定导管;做好造瘘管清洁消毒,预防导管相关性尿路感染	Level 4
护理	失禁性皮炎护理	失禁性皮炎的护理: 1. 肛周未破损的皮肤:每次排便后应清洁皮肤,使用具有清洁、湿润和保护功能的三合一湿巾进行皮肤清洁,或使用免清洗清洁剂加无痛皮肤保护膜进行皮肤护理 2. 已破损的肛周皮肤:每次排便后清洁皮肤,对破损皮肤以造口粉覆盖后喷洒无痛皮肤保护膜,或应用氧化锌软膏涂抹,保护创面,避免皮肤再被侵蚀	
护理	心理支持	做好患者的心理护理: 1. 注意护患沟通,尊重患者隐私 2. 对患者紧张、恐惧、焦虑等情绪进行疏导 3. 每天鼓励患者表达感受,发现情绪变化时家属相伴,认真倾听并表示理解 4. 学会放松,可听轻音乐、做深呼吸运动 5. 减少与正处在焦虑、烦躁等情绪中的患者相接触	Level 5
护理	压力性损伤预防	压力性损伤预防措施推荐: 1. 密切观察患者皮肤颜色和弹性,尤其关注骨隆突部位血供 2. 必要时给予患者合适的皮肤保护剂、泡沫敷料,预防压力性损伤的发生 3. 保持悬空,应用支架、翻身垫、翻身枕等 4. 适当增加翻身角度 5. 选择合适的水垫及气垫床	
护理	导尿管护理	给予导尿管护理:做好会阴部护理和导尿管清洁消毒	
提供	提供排泄工具	将床旁马桶、小便器或便盆放在患者伸手可触及的地方,为患者提供最近的卫生间;内设防滑垫、呼叫器等	
协助	协助泌尿系统相关检查	协助患者行泌尿系统相关检查:超声、肾造影、CT、磁共振、膀胱造影、膀胱镜检查、尿动力学分析等	Level 5
协助	协助如厕	对有认知障碍和活动障碍的患者提供必要的帮助	Level 5
协助	协助床上大小便	协助患者床上大小便,必要时,协助穿脱衣物,减少因脱掉衣物而引起功能性尿失禁	Level 5

续表

执行类别	措施名称	措施详情	循证级别
指导	健康教育——安全用药	指导患者及其照护者安全用药:掌握服药时间、用药剂量、给药途径、药品有效期、储存条件、不良反应、注意事项(是否可与其他药物同服),掌握药物知识获取途径,并能够判定知识的正确性	
指导	健康教育——盆底肌训练	指导患者行盆底肌锻炼(pelvic floor muscle training, PFMT,又称为凯格尔运动):持续收缩盆底肌(即缩肛运动)不少于3s,松弛休息2~6s,连续做15~30min,每天重复3遍;或每天做150~200次缩肛运动。持续3个月或更长时间。应在训练3个月后门诊随访,进行主客观治疗效果的评价	
指导	指导日常生活自理	指导患者日常生活自理活动:吃饭、洗澡、修饰、穿衣、排泄、如厕、床椅移动、平地移动、上下楼梯	
指导	健康教育——更换尿垫	指导患者更换尿垫方法、时间、注意事项等,减少尿液对皮肤的刺激,预防会阴部皮炎	Level 5
指导	指导使用坐便椅	指导患者使用坐便椅: 1. 坐便椅不仅能减轻老年人对如厕的排斥感,提高老年人的自理能力,同时还能减轻其配偶及子女的护理压力 2. 由于坐便椅可以放置在卧室等距老年人很近的地方,减短了老年人步行至卫生间的距离,有利于老年人及时解决如厕问题,从而保护身体健康	Level 5
指导	指导用药——利尿剂、导泻剂等	指导患者及照护者应用利尿剂、导泄剂:剂量、方法、时间、频次、注意事项等	
教导	健康教育——良好的排尿习惯	教导患者建立良好的排尿习惯:合理调节饮水量,定时如厕等	Level 5
教导	教导尿路感染的预防及识别	教导患者尿路感染的预防及识别: 1. 教导患者识别尿路感染:尿痛、尿液浑浊、血尿、尿液有异味等 2. 预防:多喝水、多排尿	
教导	教导识别失禁性皮炎	教导患者识别并发症:失禁性皮炎(会阴部红、肿、热、痛)	
教导	教导识别压力性损伤	教导患者识别并发症:压力性损伤	
联系	随访	出院后随访	Level 5

三十一、焦虑

(一) 护理问题定义

不明原因感觉痛苦或忧虑。

(二) 症状 / 定义性特征

1. **主观的** 行为方面的症状(担心事情改变、失眠),情感方面的症状(懊恼的、惊慌的、忧虑的、害怕的、不确定的、无助的),认知方面的症状(恐惧、意识到生理症状),交感神经方面的症状（口干、心悸、虚弱、厌食、腹泻），副交感神经方面的症状（四肢刺痛、恶心、腹痛、腹泻、尿频、乏力、疲劳、睡眠模式改变）。

2. 客观的　行为方面的症状（目光接触不良、四处张望、过度活跃、不相干的活动、坐立不安、生产能力下降），情感方面的症状（警惕、自我专注、易怒、神经过敏、过度兴奋、过敏），认知方面的症状（专注、注意力集中或改变、健忘、学习能力和解决问题能力减弱、责备他人倾向、思维闭塞、知觉领域减弱），生理方面的症状（声音颤抖、手颤抖、紧张加剧、面部紧张、汗液增加），交感神经方面的症状（心血管应激反应、面部潮红、浅表血管收缩、心跳和呼吸频率增加、血压升高、呼吸模式改变、瞳孔扩大、抽搐、欣快反应），副交感神经方面的症状（血压、心率下降）。

（三）相关因素（导因）/危险因素

1. 生命目标冲突　未满足需求，价值冲突。
2. 焦虑家族史　遗传。
3. 重大变化（经济地位、人际关系、角色、环境、健康状况、作用、地位、知识缺乏）对当前状况的威胁。
4. 成熟或情感危机。
5. 死亡威胁。

（四）护理目标

1. 患者使用有效的压力应对机制。
2. 患者焦虑状态水平降低到可管理水平。
3. 正确地识别和用语言表达焦虑情绪。
4. 减少或清除焦虑。

（五）护理措施

执行类别	措施名称	措施详情	循证级别
观察	观察应对技巧	观察目前正在使用的应对技巧，如愤怒、白日梦、暴饮暴食、吸烟、缺乏解决问题的能力，回顾过去使用的应对措施，确定当前情况下哪些为有用的措施	Level 5
监测	监测生命体征	监测患者生命体征：体温、脉搏/心率、呼吸、血压	Level 5
评估	评估焦虑程度——焦虑自评量表（SAS）	评估焦虑情况：建议采用焦虑自评量表（SAS）测试焦虑分级，测评结果仅供参考。本量表按中国常模结果设计，总粗分的 1.25 倍为标准分。总粗分的正常上限为 40 分，标准分为 50 分。若标准分低于 50 分，说明心理状况正常，若超过 50 分说明有焦虑症状，分值越高，说明焦虑症状越严重，需要接受心理咨询甚至需要在医生指导下服药。标准分（中国常模）：50~59 分为轻度焦虑，60~69 分为中度焦虑，70 分以上为重度焦虑	
评估	评估焦虑症状	评估患者有无焦虑症状： 1. 自主神经功能失调症状：失眠、疼痛、头昏、头晕、乏力、出汗等全身症状及心悸、胸闷、呼吸困难、喉部鼻腔堵塞感、恶心、呕吐、腹痛、腹泻、尿频、尿急等 2. 焦虑的情感症状表现为与处境不相符的紧张不安、过分担心、心烦、害怕或恐惧、易怒等	

续表

执行类别	措施名称	措施详情	循证级别
评估	评估焦虑症状	3. 焦虑的心理行为常见症状为坐立不安、搓手顿足、颤抖、身体发紧僵硬、深长呼吸、经常叹气、反复询问、言语急促、过度要求医师给予安慰或保证、警觉性和敏感性增高、注意力难集中等	
评估	评估睡眠模式	评估患者睡眠模式:入睡潜伏期、睡眠觉醒次数、夜间持续睡眠时间、全天总睡眠时间、晨起精神、睡眠剥夺周期、辅助用品	Level 5
评估	评估引起焦虑的因素	评估引起患者焦虑的因素: 1. 家庭遗传,生理、精神疾病,健康状况改变 2. 最近或正在进行的家庭成员的疾病或死亡 3. 与配偶有矛盾、失去工作 4. 角色变化、金钱、地位、知识水平等	
评估	评估一般资料	评估患者的一般资料:年龄、性别、文化程度、职业、婚姻状况、民族、宗教信仰等	
评估	用药史——焦虑	评估患者用药史,确定处方药或非处方药(类固醇、甲状腺制剂、减肥药或咖啡因),药物可以增强情绪和焦虑感	
评估	评估焦虑程度	观察患者的行为,以此来评估焦虑程度: 1. 轻微的焦虑:警觉、不安、易怒、失眠、积极处理该状态下存在的问题 2. 适度的焦虑:声音震颤、音调变高、颤抖、脉搏和呼吸增加、处理问题时分心 3. 重度焦虑:认知范围减少,焦虑妨碍有效功能,忧心忡忡,迫在眉睫的厄运,脉搏和呼吸加快,伴有眩晕、刺痛、头痛等 4. 恐慌:注意力集中的能力被破坏了,行为被分解了,扭曲对正在发生的事情的真实看法,因恐惧而瘫痪	Level 5
护理	焦虑护理	承认患者焦虑、恐惧,不要否认,鼓励安慰患者一切都会好起来的	Level 5
护理	心理支持	做好患者的心理护理: 1. 注意护患沟通,尊重患者隐私 2. 对患者紧张、恐惧、焦虑等情绪进行疏导 3. 每天鼓励患者表达感受,发现情绪变化时家属相伴,认真倾听并表示理解 4. 学会放松,可听轻音乐、做深呼吸运动 5. 减少与正处在焦虑、烦躁等情绪中的患者相接触	
提供	提供休闲娱乐活动	提供适宜的休闲娱乐活动: 1. 日常锻炼(如民族舞、散步、太极) 2. 特殊锻炼(如篮球、游泳、高尔夫) 3. 社会活动(如集体聚会、会议、聊天) 4. 被动社会活动(如看电视或球赛、听收音机)	Level 5

续表

执行类别	措施名称	措施详情	循证级别
提供	提供休闲娱乐活动	5. 认知活动(如阅读、园艺、书法) 6. 自然界活动(如野餐、徒步、钓鱼) 7. 其他活动(如睡午觉)	
指导	健康教育——安全用药	指导患者及其照护者安全用药:掌握服药时间,用药剂量,给药途径,药品有效期、储存条件、不良反应、注意事项(是否可与其他药物同服),掌握药物知识获取途径,并能够判定知识的正确性	
教导	个性化教育措施	根据患者的知识缺乏程度和个人喜好,给予个性化的干预措施	
教导	健康教育——焦虑相关知识	教导患者识别处理焦虑:意识到消极思想时,说停止,用一个积极的东西来代替,或角色扮演等,来消除消极的自我对话,在焦虑逐渐减少的情况下,建议患者逐渐增加活动、和他人交流,建议使用降低焦虑的技巧(放松、深呼吸、自我陈述等)	
管理	病房环境设置	管理病区环境: 1. 空间:病床间距≥1m 2. 温度:室温保持在18~22℃,新生儿及老年患者室温宜保持在22~24℃ 3. 湿度:控制在50%~60%为宜,新生儿病房湿度宜为55%~65% 4. 噪声:护理人员做到"四轻",减少人员走动,保持安静 5. 光线:适宜 6. 安全保障设备:抢救车完好,中心吸氧、中心负压、床头灯、床挡等功能良好,安全标识醒目	
联系	联系物理治疗师	联系物理治疗师,为患者制订合理的锻炼计划	
联系	联系心理医师或精神科医师	必要时联系心理医师或精神科医师给予相关治疗,如: 1. 认知行为疗法(CBT)、支持性心理治疗、放松训练对轻中度焦虑有很好的效果。对那些不宜行药物治疗的患者,如儿童、妊娠或计划怀孕、哺乳妇女,心理治疗应属首选。对恐怖性焦虑障碍,心理治疗应作为一线治疗选择。对中重度焦虑患者推荐药物联合心理治疗 2. CBT、行为治疗与人际心理治疗(IPT)等对抑郁有效。针对中重度抑郁、对抗抑郁药部分应答或存在用药依从性问题的患者,推荐抗抑郁药联合心理治疗 3. CBT、简短的心理动力治疗和集体心理行为治疗等对躯体化患者症状的减轻和就医次数的减少都有很好的效果,动机访谈和建立良好的医患关系是躯体化心理治疗的关键	Level 5
转介	转介至精神科	联系相关科室,当患者焦虑严重时,需要转至精神科治疗	Level 5

三十二、自我形象紊乱

（一）护理问题定义

对身体外观自我知觉的失衡。

（二）症状／定义性特征

1. 身体结构、感觉和功能改变。

2. 消极的自我评价和描述（包括语言和非语言的方式）。

（三）相关因素（导因）**／危险因素**

1. 病理因素　乳腺癌（手术切除和放化疗后）、脑卒中、糖尿病、截肢、截瘫、残疾、皮肤病、甲状腺功能亢进、暴食症、神经性厌食症、系统性红斑狼疮、面瘫、透析、各种造口造瘘、脊柱变形、强直性脊柱炎、肢端肥大症、肾性水肿、整容失败、小儿麻痹症、佝偻病、剥脱性皮炎、肥胖症、精神异常。

2. 药物应用　糖皮质激素、雄激素、化疗药物、药物过敏、药物滥用。

3. 环境　长期暴露于强辐射的环境，接触强腐蚀物品、生物毒性显著的重金属。

4. 家庭成员关系不和谐（配偶的态度）。

5. 身体结构或功能改变和日常生活障碍。

6. 早期消极情绪体验。

7. 文化程度　文化程度越高，自我形象紊乱发生率越高。

8. 年龄　年龄越小，自我形象紊乱发生率越高。

9. 生理因素　产后状态。

（四）护理目标

1. 患者能正确评价自身形象。

2. 患者能采取措施恢复改变的形象（身体结构和功能可恢复）。

3. 患者能正确面对和适应身体结构和功能的改变（身体结构和功能不可恢复）。

（五）护理措施

执行类别	措施名称	措施详情	循证级别
观察	观察药物不良反应	观察用药后的不良反应	Level 5
评估	评估发病前环境	评估患者发病前身处的环境：包括溺水、低温、高温、强辐射、强腐蚀物品、生物毒性显著的重金属、有毒化学品接触时长，有毒有害物质接触途径：吸入、口服、皮肤黏膜、辐射	Level 5
评估	评估社会支持系统	评估患者社会支持系统，支持系统评估工具建议使用功能社会支持问卷（functional social support questionnaire，FSSQ）：主要照护者；家属关心程度；医疗保障系统；家庭收入水平；社会关系质量（社会关系质量量表、领悟社会支持量表）	Level 5
评估	评估用药史	全面评估患者目前用药情况及用药史：药物种类、药物剂量、药物用法、药物滥用、不同药物之间的相互影响	Level 5
评估	评估早期消极情绪体验	评估患者有无早期消极情绪体验，童年期间遭受威胁的经历：被拒绝、虐待、羞辱、批评、忽视、缺乏自信	Level 4

续表

执行类别	措施名称	措施详情	循证级别
评估	身体评估——自我形象紊乱	评估患者身体结构或功能改变的程度：器官切除、肢体缺失、器官代偿功能、身体结构非正常生长或变形	Level 3
评估	评估日常生活活动能力——Barthel 指数量表	应用 Barthel 指数评估 6 周岁以上的患者的自理能力：应用 Barthel 指数（包括进食、洗澡、修饰、穿衣、控制大便、控制小便、如厕、床椅转移、平地行走、上下楼梯 10 项内容，总分 100 分，得分越低、依赖性越强）对患者进行自理能力的评估，60 分以上者为生活基本可以自理，40~60 分者为生活需要帮助，20~40 分者为生活需要很大帮助，20 分以下者为生活完全需帮助	Level 3
评估	评估一般资料	评估患者的一般资料：年龄、性别、文化程度、职业、婚姻状况、民族、宗教信仰等	Level 5
评估	自我形象紊乱评估量表	填写自我形象紊乱评估量表： 1. 自我形象测量工具 （1）自我形象量表（body image scale，BIS）：测量受试者对不同身体部位的满意度 （2）自我形象状态量表（body image states scale，BISS）：反应不同情境、不同性别的人的自我形象 （3）可视自我形象相似量表（body image visual analogue scale，BIVAS）：根据不同的 BMI 绘制出不同的体形轮廓图，让受试者在线上找出自己认为的最接近自己形体的位置做上标记 （4）身体形象障碍量表（body image disturbance questionnaire，BIDQ）：适用于正常人、肥胖者、风湿病患者、强直性脊柱炎患者 2. 乳腺癌患者特异性测量工具 （1）乳腺癌患者自我形象量表（body image after breast cancer questionnaire，BIBCQ） （2）自我形象关系量表（body image relationships scale，BIRS） 3. 自我形象紊乱问卷 - 脊柱侧凸（body image disturbance questionnaire- scoliosis，BIDQ-S）针对特发性脊柱侧凸患者的调查问卷	Level 5
协助	术后功能锻炼	协助患者进行术后功能锻炼：早期肌力锻炼，关节活动度锻炼，平衡，协调功能，步行功能锻炼（义肢）	Level 1
指导	合理情绪疗法	指导患者使用合理情绪疗法：根据年龄段和受教育程度的不同因人施教，有针对性地运用合理情绪疗法进行宣教，提高患者自信，使患者恢复乐观情绪	Level 5
指导	健康教育——运动锻炼	指导患者适当地运动锻炼，内容包括运动方式、运动时间、运动强度、运动频率等	Level 5
指导	健康教育——安全用药	指导患者及其照护者安全用药：掌握服药时间、用药剂量、给药途径、药品有效期、储存条件、不良反应、注意事项（是否可与其他药物同服），掌握药物知识获取途径，并能够判定知识的正确性	Level 5

执行类别	措施名称	措施详情	循证级别
教导	健康教育——遵医嘱给药	教导患者及其照护者遵医嘱给药:教导患者按医嘱、按时间、按剂量服药,提高服药依从性	Level 3
教导	术前宣教	教导患者手术必要性及麻醉、手术过程、术后康复的相关知识: 1. 讲解手术改变身体结构的必要性及重要性 2. 讲解手术相关的知识,如麻醉方式、手术大致经过、术后患肢的功能等情况 3. 讲解吸烟的危害,指导呼吸功能锻炼 4. 针对不同患者提供针对性的宣教海报,如乳腺癌术后功能锻炼宣教海报,脑卒中康复锻炼宣教海报,各种造口、造瘘、引流管、透析管护理海报	Level 4
教导	健康教育——发展社交网络	教导患者发展积极的社交网络:情况允许则鼓励患者多走动,协助患者接受他人的帮助,提供有相同经历患者交往的机会,指导患者定期参加患者的联谊会,运用认知疗法来改变患者的不良认知,使患者积极参与社会活动,重塑健全的人格	Level 5
教导	家属心理疏导	对家属进行心理疏导:消除家属疑虑,引导家属保持良好心境	Level 4
教导	教导接受身体外观改变	教导患者接受身体结构、功能的改变: 1. 手术部位的观察 2. 适当触摸,解释形体改变的暂时性,待病情稳定后可以戴义乳或重塑乳房,恢复形体	Level 4
管理	病房环境设置	管理病区环境: 1. 空间:病床间距≥1m 2. 温度:室温保持在18~22℃,新生儿及老年患者室温宜保持在22~24℃ 3. 湿度:湿度控制在50%~60%为宜,新生儿病房湿度宜为55%~65% 4. 噪声:护理人员做到"四轻",减少人员走动,保持安静 5. 光线:适宜 6. 安全保障设备:抢救车完好,中心吸氧、中心负压、床头灯、床挡等功能良好,安全标识醒目	Level 3
联系	随访	出院后随访	Level 5
通知	通知医生——药物不良反应	通知医生患者发生药物不良反应	Level 4

三十三、视觉改变

(一)护理问题定义

视觉能力减弱或调整。

(二)症状/定义性特征

1. 视物模糊。

2. 由于先天或后天原因,导致视觉器官(眼球视觉神经、大脑视觉中心)之构造或功能部分出现障碍或全部障碍,经治疗仍对外界事物无法(或甚难)做视觉之辨识。

(三) 相关因素(导因)/危险因素

1. 感染性炎症　由细菌、病毒、衣原体等引起的角膜炎、角膜溃疡、虹膜睫状体炎等;非感染性炎症:葡萄膜炎(包括虹膜睫状体炎、脉络膜炎)、交感性眼炎。

2. 屈光不正　近视、远视、散光、老视、斜视、弱视。

3. 眼外伤　眼球穿孔伤、钝挫伤、爆炸伤、化学烧伤、辐射伤等。

4. 各种眼病所致的后遗症　角膜瘢痕、瞳孔膜闭、瞳孔闭锁、玻璃体浑浊。

5. 全身循环障碍和代谢障碍以及遗传性疾病　高血压性视网膜病变、糖尿病性视网膜病变、肾炎性视网膜病变、缺血性视神经病变、青光眼、白内障等。

6. 视网膜血管病和视网膜脱离　视网膜动脉阻塞、视网膜静脉阻塞、视网膜血管炎、视网膜脱离等。

7. 老年性和变性病变　老年性白内障、角膜变性、老年性黄斑变性。

8. 肿瘤　眼内肿瘤、眼眶肿瘤或侵及眼球的眼睑肿瘤等。

9. 眼睛疲劳　用眼时不卫生或眼部营养不良。

10. 视神经病变。

(四) 护理目标

1. 视力减弱不加重或调整后不加重。

2. 视力减弱好转或调整后好转。

(五) 护理措施

执行类别	措施名称	措施详情	循证级别
监测	监测生命体征	监测患者生命体征:体温、脉搏/心率、呼吸、血压	Level 5
监测	监测营养状况	监测营养指标: 1. 进行人体测量:BMI、三头肌皮褶厚度、上臂围、上臂肌围、握力和腰臀比值 2. 实验室测定:包括血清白蛋白、转铁蛋白、氮平衡、肌酐身高指数、血浆氨基酸谱、炎症反应、激素水平、重要器官功能、代谢因子及产物测定	Level 5
评估	视力评估	评估患者是否存在视力问题:白内障、青光眼、黄斑病变、视力下降	Level 3
评估	评估跌倒风险——Morse评分	正确识别有风险的患者,选择Morse跌倒风险评估表进行风险评估	Level 5
评估	评估心理状态	运用推荐工具评估患者相应心理状态:焦虑、紧张、恐惧、烦躁、沮丧、自卑、抑郁	Level 5
护理	心理支持	做好患者的心理护理: 1. 注意护患沟通,尊重患者隐私 2. 对患者紧张、恐惧、焦虑等情绪进行疏导 3. 每天鼓励患者表达感受,发现情绪变化时家属相伴,认真倾听并表示理解	Level 5

执行类别	措施名称	措施详情	循证级别
护理	心理支持	4. 学会放松,可听轻音乐、做深呼吸运动 5. 减少与正处在焦虑、烦躁等情绪中的患者相接触	
协助	制订个体化饮食方案	协助患者制订个体化饮食方案:与患者共同制订的饮食方案、选择替代食物、选择患者喜欢的食物、更换其他可行的饮食方案	Level 5
指导	健康教育——护眼饮食	给予患者饮食指导:多吃胡萝卜、西红柿、青菜等对眼睛有益的食物	Level 5
指导	健康教育——眼部健康相关知识	指导患者眼部健康知识,按照医生交代定时定期复查眼压、眼底、视力等	Level 4
指导	健康教育——饮食指导	指导患者增加营养,少食多餐	Level 5
管理	保持病区环境安全	管理病区环境: 1. 病房不设门槛,使用防滑地板,清洁地板时有警示标志,在非患者活动时间清洁地板,地板保持干燥、无水迹,走廊、房间地面通道无杂物 2. 病床应低于普通床,使用活动床挡,日常物品妥善放置,床旁椅四脚防滑,稳定性好,床挡牢固,刹车固定稳妥,床尾摇柄不外凸 3. 轮椅、平车、助步器刹车固定稳妥,备有防护约束带 4. 热水瓶等用物放于规定位置,盥洗盆排水效果良好,无堵塞 5. 卫生间定时清扫和消毒,并有时间记录 6. 卫生间地面无杂物,无积水,应有洗澡凳,墙上安置扶手,淋浴室安装单手拧毛巾器 7. 开水房排水效果良好,地面无积水	Level 1

三十四、急性疼痛

(一) 护理问题定义

短时间内严重疼痛。

(二) 症状／定义性特征

食欲改变;生理指标的变化(如血压、心率、呼吸频率、氧饱和度和呼气末 CO_2 浓度);出汗;分心行为;对于无法语言交流的人群使用标准的疼痛行为检查表发现存在疼痛的证据(胎儿和婴儿疼痛评分,针对沟通能力有限的老年人的疼痛评估表);行为表达(如不安、哭泣、警惕);面部表情提示疼痛(如眼睛缺乏光泽、受到打击的表情、固定或分散的运动、鬼脸);防卫行为;绝望;注意力缩窄(如时间、感知、思维过程、与人和环境的相互作用);减轻疼痛的体位;保护行为;疼痛行为／活动变化的报告;瞳孔放大;自我聚焦;使用标准化疼痛程度量表自我报告的疼痛强度(如 Wong Baker FACES 量表、视觉模拟评分、数值评定量表);使用标准疼痛特征问卷自我报告疼痛特征(如麦吉尔疼痛问卷、简短疼痛量表);3 个月内的疼痛。

（三）相关因素（导因）/ 危险因素

1. 生物损伤 如感染、缺血、肿瘤。

2. 化学损伤 如烧伤、辣椒素、二氯甲烷、芥末剂。

3. 物理损伤 如脓肿、截肢、烧伤、切割、提重物、手术、创伤、高强度训练。

（四）护理目标

1. 疼痛得到控制，舒适感提高。

2. 疼痛程度降低。

3. 缓解由疼痛导致的不良心理反应。

（五）护理措施

执行类别	措施名称	措施详情	循证级别
监测	监测心电图变化	监测患者心电图波形的变化	Level 5
评估	评估便秘情况	评估患者便秘情况：包括排便次数、排便习惯、粪便性状（如采用 Bristol 大便分型量表评估）、排便困难的程度等，是否伴随腹胀、腹痛、腹部不适以及胸闷、胸痛、气急、头晕等症状	Level 5
评估	评估呼吸状况	评估患者呼吸状况：呼吸音、呼吸频率、呼吸节律、呼吸深度、有无呼吸困难	Level 5
评估	评估用药情况	全面评估患者目前用药情况	Level 5
评估	疼痛评估——CPOT	昏迷或终末期患者，采用重症监护室疼痛观察工具（CPOT 量表）评估疼痛程度	Level 5
评估	疼痛评估——FRS	对语言交流障碍者、儿童、老年患者使用面部表情评分法（FRS）评估疼痛程度	Level 5
评估	疼痛评估——数字评定法（NRS）	采用数字评定法（number rating scale，NRS）对 >8 岁患者或者对无语言交流障碍的患者的疼痛程度进行评估	Level 5
评估	评估疼痛情况	评估疼痛情况：部位、性质（剧痛、酸痛、胀痛、跳痛、放射痛、游走痛、间歇痛）、既往治疗、对生活质量的影响、导致疼痛评估准确性降低的因素	Level 5
观察	观察镇痛药物的不良反应	观察并记录镇痛药物的不良反应，包括恶心、呕吐、呼吸抑制等	Level 5
提供	按摩疗法	提供按摩放松疗法作为药物镇痛治疗的辅助措施	Level 5
护理	冷疗法	使用冰袋、冰帽、冷湿敷或温水拭浴等方法减轻局部充血或出血、减轻疼痛、控制炎症扩散、降低体温	Level 5
护理	热疗法	使用热水袋、烤灯、热湿敷或热水坐浴等方法促进炎症的消散、减轻疼痛、减轻深部组织的充血、保暖	Level 5
提供	音乐疗法	提供舒缓音乐疗法作为药物镇痛治疗的辅助措施	Level 5
执行	针灸疗法——缓解疼痛	使用针灸疗法缓解疼痛	Level 1

执行类别	措施名称	措施详情	循证级别
评价	评价疼痛干预效果	评价疼痛干预效果	Level 5
协助	协助舒适体位	协助患者采取舒适卧位	Level 5
指导	健康教育——镇痛治疗	向患者及家属解释目前的镇痛治疗及方案	Level 5
指导	健康教育——卧床休息	指导患者卧床休息,减少活动	Level 5
指导	指导使用自控式镇痛泵（PCA）	术后指导患者及照护者自控式镇痛泵使用的注意事项： 1. 妥善固定静脉输液通道,避免输液管打折,保持镇痛泵开关夹处于开放状态 2. 可根据患者需要重复按压加药按键 3. 镇痛泵使用过程不良反应观察:嗜睡、恶心、呕吐、皮肤瘙痒或排尿困难等	Level 5

三十五、慢性疼痛

（一）护理问题定义

指疼痛持续 3 个月以上,顽固存在,给患者带来身心痛苦。

（二）症状 / 定义性特征

既往活动状态的改变;睡眠模式的改变;通过标准的疼痛评分表评估得出的疼痛证据;疼痛的面部表情;疼痛评估和活动改变的报告;自我关注;使用标准化疼痛程度量表的自我报告;使用标准化疼痛特征评估量表的自我报告;大于 3 个月的疼痛。

（三）相关因素（导因）**/ 危险因素**

1. 年龄大于 50 岁。

2. 睡眠模式改变。

3. 慢性肌肉骨骼疾病。

4. 挫伤。

5. 挤压伤。

6. 神经系统损害。

7. 情绪困扰。

8. 疲劳。

9. 女性。

10. 骨折迁延不愈。

11. 遗传病。

12. 生殖器残障史。

13. 静态工作姿势。

14. 物质滥用史。

15. 剧烈运动史。

16. 神经递质、神经调节剂和神经受体失衡。

17. 免疫紊乱（如 HIV 相关疾病、水痘带状疱疹病毒感染）。

18. 代谢功能受损。

19. 体重指数增加。

20. 缺血状态。

21. 营养不良。

22. 肌肉损伤。

23. 神经压迫。

24. 创伤后相关状态（如感染、炎症）。

25. 长期使用计算机（>20h/ 周）。

26. 长期皮质醇水平升高。

27. 社会隔离。

28. 脊髓损伤。

29. 肿瘤浸润。

（四）护理目标

1. 舒适度提高。

2. 疼痛控制。

3. 疼痛程度降低。

（五）护理措施

执行类别	措施名称	措施详情	循证级别
评估	评估呼吸状况	评估患者呼吸状况：呼吸音、呼吸频率、呼吸节律、呼吸深度、有无呼吸困难	Level 5
评估	评估精神状况	评估患者的精神状况：疲乏无力、安静、嗜睡、抑郁、焦虑、烦躁、紧张等	Level 5
评估	评估是否存在药物滥用	长期服用阿片类药物的患者，评估是否存在药物滥用、药物依赖	Level 5
评估	评估术后疼痛时间	评估患者术后疼痛持续时间，伤口疼痛的患者注意是否已超过其愈合时间（3 个月）	Level 5
评估	评估药物滥用症状	评估患者有无药物滥用的症状： 1. 兴奋症状（兴奋、失眠、欣快） 2. 躯体症状（厌食、过度活动、头晕、头痛） 3. 异常行为（冲动、伤人、自伤、自杀等）	Level 5
评估	评估用药史	全面评估患者目前用药情况及用药史	Level 5
评估	疼痛评估——CPOT 量表	昏迷或终末期患者，采用 CPOT 量表评估疼痛程度	Level 5
评估	疼痛评估——FRS	对语言交流障碍者、儿童、老年患者使用面部表情评分法（FRS）评估疼痛程度	Level 5
评估	疼痛评估——VRS	使用疼痛强度简易描述量表（VRS）进行疼痛评估	Level 5
评估	疼痛评估——视觉模拟评分（VAS）	采用视觉模拟评分（visual analog scale，VAS）对 >8 岁患者的疼痛程度进行评估	Level 5

执行类别	措施名称	措施详情	循证级别
评估	疼痛评估——数字评定法（NRS）	采用数字评定法（NRS）对 >8 岁患者或者对无语言交流障碍的患者的疼痛程度进行评估	Level 5
评估	评估疼痛情况	评估疼痛情况：部位、性质（剧痛、酸痛、胀痛、跳痛、放射痛、游走痛、间歇痛）、既往治疗、对生活质量的影响、导致疼痛评估准确性降低的因素	Level 5
评估	评估药物滥用及戒断症状	评估患者有无药物滥用及戒断症状。戒断症状包括嗜睡、困倦、疲乏无力、注意力不集中、用药渴求等	Level 5
评估	评估药物滥用类型	评估患者有无药物滥用的情况：药物滥用类型、药物剂量、强迫性用药	Level 5
护理	冷疗法	使用冰袋、冰帽、冷湿敷或温水拭浴等方法减轻局部充血或出血、减轻疼痛、控制炎症扩散、降低体温	Level 5
护理	热疗法	使用热水袋、烤灯、热湿敷或热水坐浴等方法促进炎症的消散、减轻疼痛、减轻深部组织的充血、保暖	Level 5
提供	音乐疗法	提供舒缓音乐疗法作为药物镇痛治疗的辅助措施	Level 1
协助	协助舒适体位	协助患者采取舒适卧位	Level 5
执行	遵医嘱给药——控制慢性疼痛	遵医嘱给予患者药物缓解疼痛	Level 5
指导	指导家属应用认知行为策略	存在慢性疼痛的患者，指导家属应用认知行为策略	Level 1
教导	健康教育——慢性疼痛控制	教导患者慢性疼痛控制方法：放松、冥想、按摩与穴道按摩疗法	Level 3
教导	健康教育——疼痛控制	疼痛控制教育： 1. 教导患者进行疼痛相关信息的记录 2. 对于存在慢性疼痛的老年患者，必要时教导患者及家属采用基于活动的疼痛干预措施 3. 以患者为中心和以家庭为中心的教育，教导患者目前疼痛管理和干预的方案，帮助患者了解疼痛	Level 5

三十六、皮肤完整性改变

（一）护理问题定义
皮肤状态改变或调整。

（二）症状 / 定义性特征
皮肤内环境、机械特征的破坏；皮肤结构和功能的变化；皮肤粗糙，干燥，发硬，肤色变黑，色素沉着，晨僵，针刺样疼痛，皮疹，麻木，感觉异常，皮肤肿胀，红斑，脱屑，皲裂，硬结样水疱，严重的疼痛。

（三）相关因素（导因）/ 危险因素
1. 病理生理性：糖尿病肾病，恶病质，局部皮肤缺氧，皮肤自主神经营养障碍，自身免疫性疾病。

2. 治疗因素：长时间应用化疗药物，放射治疗，大剂量抗生素 / 激素应用，感染，肠造口，药物外渗。

3. 个体因素：高龄，妊娠期妇女，皮肤疾病，皮肤过敏，皮肤出血点。

4. 环境因素：烧伤、中毒（药物 / 环境）。

（四）护理目标

保持皮肤改变部位症状不加重、不感染，住院时不再出现新的皮肤问题，原皮肤改变部位愈合或好转，家属能复述皮肤改变后护理皮肤的要点。

（五）护理措施

执行类别	措施名称	措施详情	循证级别
监测	监测生命体征	监测患者生命体征：体温、脉搏 / 心率、呼吸、血压	Level 5
监测	监测血糖变化	监测血糖变化情况	Level 5
监测	监测血氧饱和度	监测患者血氧饱和度	Level 5
评估	评估意识状态——格拉斯哥昏迷评分量表	评估患者意识状态：格拉斯哥昏迷评分量表评分	Level 5
评估	疼痛评估——视觉模拟评分（VAS）	采用视觉模拟评分（VAS）对 >8 岁患者的疼痛程度进行评估	Level 5
评估	评估出血症状	评估患者是否存在出血的症状：头痛、全身酸痛、乏力、血压下降、面色苍白、全身冷汗、口唇发绀、四肢冰冷等	Level 5
评估	评估全身皮肤状况	评估患者皮肤：皮肤完整性、颜色、温度、湿度、弹性及皮肤感觉	Level 5
护理	气垫床使用	检查气垫床并在交接班时进行交接：对有全层压力性损伤（如Ⅲ期或Ⅳ期压力性损伤）或压力性损伤涉及关节部位的患者，建议使用低气流减压床垫或凝胶床垫，以重新分布压力或降低压力性损伤部位的压力；减压装置包括特殊的床垫（间歇性护理气垫、低压气浮床垫和泡沫垫）和两种特殊的床（间歇性气垫床和低压气浮床）	Level 5
护理	失禁性皮炎护理	失禁性皮炎的护理： 1. 肛周未破损皮肤，每次排便后应清洁皮肤，使用具有清洁、湿润和保护功能的三合一湿巾进行皮肤清洁，或使用免清洗清洁剂加无痛皮肤保护膜进行皮肤护理 2. 已破损的肛周皮肤，每次排便后清洁皮肤，对破损皮肤以造口粉覆盖后喷洒无痛皮肤保护膜，或应用氧化锌软膏涂抹，保护创面，避免再进行侵蚀	Level 5
护理	压力性损伤预防	压力性损伤预防措施： 1. 密切观察患者皮肤颜色和弹性，尤其关注骨隆突部位血供	Level 5

执行类别	措施名称	措施详情	循证级别
护理	压力性损伤预防	2. 必要时给予患者合适的皮肤保护剂、泡沫敷料,预防压力性损伤的发生 3. 保持悬空,应用支架、翻身垫、翻身枕等 4. 适当增加翻身角度 5. 选择合适的水垫及气垫床	
协助	协助床上活动	协助患者床上左右翻身、由仰卧位至坐位、适当地坐在床边,活动时间根据患者情况而定(耐受下每次15~30min)	Level 5
协助	协助翻身	根据患者需要翻身,以尽可能减少摩擦力和剪切力,病情不允许翻身时据病情而定	Level 5
提供	提供饮食——高蛋白、高热量、高维生素	给予高蛋白、高热量、高维生素饮食,同时关注消化情况和不适症状	Level 5
指导	健康教育——饮食指导	指导患者增加营养,少食多餐	Level 5
教导	健康教育——皮肤护理相关知识	教导患者及照护者皮肤护理相关的知识: 1. 穿棉质的衣物,应用翻身垫、翻身枕等 2. 剪短指甲,防止抓破 3. 告知照护者避免给患者过度沐浴,沐浴时使用无刺激的浴皂和润肤油 4. 保持患者皮肤清洁干燥,避免体液如尿液、粪便或渗出液的持续刺激,避免增加过多衣物以减少出汗,汗渍会造成皮肤瘙痒 5. 强调保护受损部位皮肤的重要性	Level 5
联系	多学科协作	联系相关科室,多学科协作	Level 5

三十七、口腔黏膜障碍

(一) 护理问题定义

保持口腔组织完整的能力降低。

(二) 症状 / 定义性特征

1. 口腔黏膜疼痛、破溃、出血。

2. 进食受限。

3. 唇炎,味觉敏感度下降,扁桃体肿大,出血性牙龈炎,口臭。

(三) 相关因素(导因)/ 危险因素

1. **病理因素**　口干燥症、口腔炎、黏膜白斑病、水肿、烧伤、出血性齿龈炎、感染、糖尿病、牙周炎、口腔癌、血小板减少等。

2. **机械刺激**　气管插管、鼻胃管、义齿佩戴不当、牙齿矫正器等。

3. **药物因素**　抗肿瘤药、头颈部放射、类固醇类药物、免疫抑制剂等。

4. **其他因素**　酸性食物、酒精、烟草、脱水、24h 禁食、张口呼吸、口腔卫生不当、辣椒素、唾液分泌减少、免疫缺陷等。

（四）护理目标

1. 口腔黏膜完好。
2. 口腔黏膜破溃、出血好转。
3. 口腔黏膜疼痛减轻。
4. 进食无不适，食物种类不受限制。

（五）护理措施

执行类别	措施名称	措施详情	循证级别
评估	评估口腔卫生状况	评估患者口腔卫生状况：牙齿情况、刷牙工具、刷牙频次	Level 5
评估	评估口腔黏膜状况	评估患者口腔黏膜状况：建议使用WHO口腔黏膜评估表，共5级（0~4级）。0级：无变化；1级：疼痛、红斑；2级：疼痛、红斑、合并溃疡，可进食固体食物；3级：疼痛、红斑、合并溃疡，可进食流食；4级：疼痛、红斑、合并溃疡，无法经口进食。等级越高表示口腔黏膜损伤情况越重	Level 5
评估	评估用药史	全面评估患者目前用药情况及用药史	Level 5
护理	义齿清洁	义齿护理：每天饭后清洗，晚上放在冷水中	Level 4
护理	口腔护理	控制细菌定植：每天进行口腔护理和使用0.12%~0.2%氯己定漱口水以抑制牙菌斑的产生	Level 1
提供	提供合理膳食	提供合理膳食：根据需要提供软的或泥状的食物，避免过冷、过热、刺激性食物	Level 5
执行	遵医嘱给药	正确执行用药，用药注意事项： 1. 遵医嘱准确给药：浓度、剂量、用法、时间 2. 配伍禁忌 3. 观察不良反应	Level 5
执行	遵医嘱给药——口腔抗菌药物	执行用药医嘱：包括抗菌漱口水或喷雾剂等	Level 5
指导	健康教育——口腔保健	指导口腔保健知识： 1. 做到一人一刷一口杯 2. 早晚刷牙、饭后漱口 3. 正确选择和使用漱口液，清水可清除食物残渣，漱口液可辅助清除牙菌斑 4. 提倡使用保健牙刷，每3个月更换一次 5. 提倡选择牙线辅助清洁牙间隙 6. 根据口腔状况选择牙膏，提倡使用含氟牙膏预防龋病 7. 科学吃糖，少喝碳酸饮料 8. 吸烟有害口腔健康 9. 提倡每年洗牙一次 10. 及时修补缺失牙齿 11. 排痰后/必要时指导患者口腔清洁	Level 4

执行类别	措施名称	措施详情	循证级别
指导	健康教育——口腔保健	12. 使用水或温和的碳酸氢钠溶液漱口，避免使用含有酒精的漱口水 13. 用软毛牙刷/棉签清洁牙齿和舌头 14. 使用凡士林、唇膏涂抹口唇	
联系	联系口腔科医生	联系口腔科医生会诊	Level 5

三十八、皮肤完整性受损

（一）护理问题定义

维持表皮完整的能力下降。

（二）症状/定义性特征

表皮和真皮组织破损，黄色渗液，皮肤剥脱，原发性或继发性损伤，皮肤瘙痒、疼痛、周围麻木的主观报告，皮肤表面的客观破坏。

（三）相关因素（导因）/危险因素

1. **病理生理性**　皮肤营养不良：骨折合并糖尿病，肾衰竭，外周血管扩张；恶病质：恶性肿瘤、结核、急性化脓性脊髓炎；代谢和内分泌异常、肝硬化；各种炎症感染：脓疱症、毛囊炎等；皮肤感觉障碍：皮肤屏障功能改变、神经受损；皮肤水肿：低蛋白、受伤后肢体肿胀、严重创伤。

2. **治疗因素**　长期受压，基础护理不到位，操作不当，病危制动，辐射，药物治疗，应用大剂量抗生素或激素，感染，局部受压，不能变换体位，静脉炎/静脉曲张（下肢），反复使用并移除胶带、敷贴。

3. **环境因素**　长期卧床，低温，化学物质，潮湿，冻伤，烫伤，保暖措施不当，大小便及伤口渗液刺激。

4. **个体因素**　新生儿，高龄，皮肤疾患，自主活动能力差，过度去角质（频繁清洁），频繁摩擦，剪切力，卧位时床头抬高≥30°，过敏体质，搔抓，意识障碍，躁动抓伤，皮肤薄，营养不足，肥胖，消瘦，过度脱水。

（四）护理目标

1. 保持受损皮肤症状不加重、不感染。
2. 住院时不再出现新的皮肤受损部位。
3. 受损部位皮肤愈合或好转。
4. 家属能复述受损皮肤护理的要点。

（五）护理措施

执行类别	措施名称	措施详情	循证级别
观察	观察受损皮肤状况	观察患者受损皮肤状况	Level 5
监测	监测生命体征	监测患者生命体征：体温、脉搏/心率、呼吸、血压	Level 5

续表

执行类别	措施名称	措施详情	循证级别
监测	监测血氧饱和度	监测患者血氧饱和度	Level 5
监测	监测营养状况	监测营养指标： 1. 进行人体测量：BMI、三头肌皮褶厚度、上臂围、上臂肌围、握力和腰臀比值 2. 实验室测定：包括血清白蛋白、转铁蛋白、氮平衡、肌酐身高指数、血浆氨基酸谱、炎症反应、激素水平、重要器官功能、代谢因子及产物测定	Level 5
评估	评估皮肤受损情况——PUSH 评分	更换敷料时动态评估皮肤受损面积、创面组织类型、渗液等，处理并记录皮肤受损情况	Level 5
评估	评估受压部位皮肤	评估患者受压区域皮肤：经确认有压力性损伤风险的患者，如皮肤有红斑，鉴别出红斑的原因与范围，使用指压法或压板法评估皮肤可否变白	Level 5
评估	疼痛评估——FRS	对语言交流障碍者、儿童、老年患者使用面部表情评分法评估疼痛程度	Level 5
评估	疼痛评估——VRS	使用疼痛强度简易描述量表（VRS）进行疼痛评估	Level 5
评估	疼痛评估——视觉模拟评分（VAS）	采用视觉模拟评分（VAS）对 >8 岁患者的疼痛程度进行评估	Level 5
评估	评估全身皮肤状况	评估患者皮肤状况：皮肤完整性、颜色、温度、湿度、弹性及皮肤感觉	Level 5
评估	评估心理状态	运用推荐工具评估患者相应心理状态：焦虑、紧张、恐惧、烦躁、沮丧、自卑、抑郁	Level 5
评估	评估压力性损伤风险——Braden 评估量表	使用 Braden 评估量表评估患者压力性损伤风险	Level 1
评估	评估医用黏胶相关性皮肤损伤（MARSI）	评估应用胶布及敷贴后皮肤的变化情况	Level 5
评估	评估受损皮肤感知觉	评估患者受损皮肤感知觉	Level 5
评估	评估造瘘口皮肤	评估造瘘口皮肤，如发生皮炎，立即进行处理	Level 5
护理	晨 / 晚间护理	根据患者情况进行晨 / 晚间护理，增加舒适度	Level 5
护理	换药	保持受损皮肤局部环境；创面敷料渗透时及时更换，无菌纱布覆盖创面	Level 5
护理	气垫床使用	检查气垫床并在交接班时进行交接：对有全层压力性损伤（如Ⅲ期或Ⅳ期压力性损伤）或压力性损伤涉及关节部位的患者，建议使用低气流减压床垫或凝胶床垫，以重新分布压力或降低压力性损伤部位的压力；减压装置包括特殊的床垫（间歇性护理气垫、低压气浮床垫和泡沫垫）和两种特殊的床（间歇性气垫床和低压气浮床）	Level 5

执行类别	措施名称	措施详情	循证级别
护理	烧伤的护理	烧伤患者的护理: 1. 病室环境清洁,温湿度适宜,实施暴露疗法时室温保持在 28~32℃,相对湿度为 50%~60%,床单位每日用消毒液擦拭 2. 遵医嘱给予止痛剂、抗生素及补液,观察用药反应 3. 抬高患肢,观察患肢末梢皮肤温度、颜色、动脉搏动、肿胀、感觉等情况 4. 术前应剃除烧伤创面周围的毛发,大面积烧伤患者,应保持创面清洁干燥,定时翻身 5. 术后观察切痂、削痂及取皮、植皮部位敷料渗出情况,有渗出、异味时及时更换 6. 出现高热、寒战,创面出现脓性分泌物、坏死、臭味等,及时报告医生	Level 5
护理	失禁性皮炎护理	失禁性皮炎的护理: 1. 肛周未破损皮肤:每次排便后应清洁皮肤,使用具有清洁、湿润和保护功能的三合一湿巾进行皮肤清洁,或使用免清洗清洁剂加无痛皮肤保护膜进行皮肤护理 2. 已破损的肛周皮肤:每次排便后清洁皮肤,对破损皮肤以造口粉覆盖后喷洒无痛皮肤保护膜,或应用氧化锌软膏涂抹,保护创面,避免再被侵蚀	Level 2
护理	压力性损伤伤口敷料选择	发生压力性损伤后,各种压力性损伤伤口敷料的选择: 1. 藻酸盐类敷料属于纤维凝胶类敷料,能吸收渗液并根据伤口的形状形成一种凝胶填塞于伤口中,适用于渗出量中等以上的伤口 2. 水凝胶类敷料属于密闭式附着性敷料,适用于少量渗出液的伤口 3. 银离子泡沫敷料是临床应用效果较好的抗菌型敷料,可有效抵挡细菌、真菌等,对于防治伤口周围皮肤浸渍、控制伤口感染效果显著	Level 5
护理	压力性损伤预防	压力性损伤预防措施: 1. 密切观察患者皮肤颜色和弹性,尤其关注骨隆突部位血供 2. 必要时给予患者合适的皮肤保护剂、泡沫敷料,预防压力性损伤的发生 3. 保持悬空,应用支架、翻身垫、翻身枕等 4. 适当增加翻身角度 5. 选择合适水垫及气垫床	Level 5

执行类别	措施名称	措施详情	循证级别
护理	真菌感染护理	发生真菌感染后,给予清创,冲洗创面,使用促进创面愈合的药液涂抹创面,应用抗生素,提高免疫力,控制继发感染	Level 5
护理	造瘘口护理	造瘘口护理:对于造瘘患者应用生理盐水清理造瘘口周围皮肤,外涂造口护肤粉及防漏膏;如渗液较多,可采用负压吸引,保持造口周围皮肤干燥	Level 5
执行	物理降温	根据医嘱及病因,给予物理降温措施。物理降温措施包括温水擦浴法、酒精擦浴法、灌肠法、冰袋/冰毯/冰帽降温法、静脉降温法。注意: 1. 降温时都要在足心置热水袋 2. 寒战时不宜物理降温 3. 温水擦浴法在给予退热药后运用效果为佳,但体温>39.0℃时不宜进行 4. 酒精擦浴不适用有出血倾向的患者,不宜与退热药合用,而且不宜擦腹部、后背、前胸、足心,避免引起不良反应,亦不可短时间内与温水擦浴法交替使用,静脉降温法一般运用于中枢性高热或难以降温时,并要注意寒战发生	Level 5
执行	药物降温	根据医嘱给予药物降温	Level 5
执行	遵医嘱给药——皮肤科用药	根据皮肤受损情况,遵医嘱给予促进创面愈合的药物	Level 5
评价	评价皮肤好转情况	评价患者皮肤好转情况:皮肤温度、弹性、感觉	Level 5
协助	制订个体化饮食方案	协助患者制订个体化饮食方案:与患者共同制订个体化的饮食方案、选择替代食物、选择患者喜欢的食物、更换其他可行的饮食方案	Level 5
协助	协助翻身	根据患者需要翻身,以尽可能减少摩擦力和剪切力,病情不允许翻身时据病情而定	Level 5
提供	提供饮食——高蛋白、高热量、高维生素	给予高蛋白、高热量、高维生素饮食,同时关注消化情况和不适症状	Level 5
指导	健康教育——安全用药	指导患者及其照护者安全用药:掌握服药时间、用药剂量、给药途径、药品有效期、储存条件、不良反应、注意事项(是否可与其他药物同服),掌握药物知识获取途径,并能够判定知识的正确性	Level 5
指导	健康教育——会阴部清洁	指导患者及家属保持会阴部清洁,着透气棉质内裤	Level 5
指导	健康教育——饮食指导	指导患者增加营养,少食多餐	Level 5
教导	健康教育——皮肤护理相关知识	教导患者及照护者皮肤护理相关的知识: 1. 穿棉质的衣物,应用翻身垫、翻身枕等 2. 剪短指甲,防止抓破	Level 5

执行类别	措施名称	措施详情	循证级别
教导	健康教育——皮肤护理相关知识	3. 告知照护者避免给患者过度沐浴,沐浴时使用无刺激的浴皂和润肤油 4. 保持患者皮肤清洁干燥,避免体液如尿液、粪便或渗出液的持续刺激,避免增加过多衣物以减少出汗,汗渍会造成皮肤瘙痒 5. 强调保护受损部位皮肤的重要性	
教导	健康教育——床上活动	指导患者床上活动,变换体位及卧位,增加舒适度	Level 5
联系	多学科协作	联系相关科室,多学科协作	Level 5
通知	通知医生病情变化	通知医生病情变化	Level 5
管理	管理气垫床	检查气垫床。各种气垫床翻身间隔时间:气垫床3~4h,静态空气床垫 4h,高密度泡沫床垫 4h,弹簧床垫 4h,自动压力交替床垫 4h,波浪床 4~6h	Level 5

三十九、皮肤完整性受损风险

(一)护理问题定义

皮肤受损可能性增加。

(二)相关因素(导因)/危险因素

1. **病理生理性** 皮肤营养不良:糖尿病;恶病质:恶性肿瘤、结核、急性化脓性脊髓炎;代谢和内分泌异常、肝硬化;各种炎症:毛囊炎、齿龈炎等;皮肤感觉障碍:神经受损;皮肤水肿:受伤后肢体肿胀、严重创伤。

2. **治疗因素** 应用化疗药物,放射治疗,感染,药物外渗,局部受压,长期受压,牵引,石膏、夹板固定,手术后不能变换体位,肠造口。

3. **个体因素** 高龄,新生儿,妊娠期妇女,营养不良,皮肤疾病,皮肤过敏,医用敷贴,皮肤出血点。

4. **环境因素** 烫伤,冻伤,躁动时抓伤,体液刺激,摩擦(多见于床单位不平整,搬动患者时拖、拉、推)。

(三)护理目标

保持受损皮肤症状不加重、不感染,住院时不再出现新的皮肤问题,原皮肤改变部位愈合或好转,家属能复述皮肤改变后护理皮肤的要点。

(四)护理措施

执行类别	措施名称	措施详情	循证级别
评估	评估受压部位皮肤	评估患者受压区域皮肤:经确认有压力性损伤风险的患者,如皮肤有红斑,鉴别出红斑的原因与范围,使用指压法或压板法评估皮肤可否变白	Level 5

续表

执行类别	措施名称	措施详情	循证级别
评估	评估水肿程度	评估患者皮肤水肿程度,临床水肿可分为: 1. 轻度:水肿仅发生于眼睑、眶下组织、胫骨前、踝部皮下组织,指压后轻度凹陷,平复较快 2. 中度:全身疏松组织均有水肿,指压后出现明显凹陷,平复较慢(10~15s) 3. 重度:全身组织严重水肿,身体低垂部皮肤发亮,甚至有渗液,指压后平复慢(1min 以上)	Level 5
评估	评估意识状态——格拉斯哥昏迷评分量表	评估患者意识状态:格拉斯哥昏迷评分量表评分	Level 5
评估	疼痛评估——FRS	对语言交流障碍者、儿童、老年患者使用面部表情评分法(FRS)评估疼痛程度	Level 5
评估	疼痛评估——数字评定法(NRS)	采用数字评定法(NRS)对 >8 岁患者或者对无语言交流障碍的患者的疼痛程度进行评估	Level 5
评估	疼痛评估——文字描述评分法(VDS)	使用文字描述评分法(verbal descriptors scale,VDS)进行疼痛评估	Level 5
评估	评估全身皮肤状况	评估患者皮肤状况:皮肤完整性、颜色、温度、湿度、弹性及皮肤感觉	Level 5
评估	评估压力性损伤风险——Braden 评估量表	使用 Braden 评估量表评估患者压力性损伤风险	Level 5
监测	监测生命体征	监测患者生命体征:体温、脉搏 / 心率、呼吸、血压	Level 5
护理	口腔护理	控制细菌定植:每天进行口腔护理和使用 0.12%~0.2% 氯己定漱口水以抑制牙菌斑的产生	Level 5
护理	气垫床使用	检查气垫床并在交接班时进行交接:对有全层压力性损伤(如Ⅲ期或Ⅳ期压力性损伤)或压力性损伤涉及关节部位的患者,建议使用低气流减压床垫或凝胶床垫,以重新分布压力或降低压力性损伤部位的压力;减压装置包括特殊的床垫(间歇性护理气垫、低压气浮床垫和泡沫垫)和两种特殊的床(间歇性气垫床和低压气浮床)	Level 5
护理	压力性损伤预防	压力性损伤预防措施: 1. 密切观察患者皮肤颜色和弹性,尤其关注骨隆突部位血供 2. 必要时给予患者合适的皮肤保护剂、泡沫敷料,预防压力性损伤的发生 3. 保持悬空,应用支架、翻身垫、翻身枕等 4. 适当增加翻身角度 5. 选择合适水垫及气垫床	Level 5
协助	协助翻身	根据患者需要翻身,以尽可能减少摩擦力和剪切力,病情不允许翻身时据病情而定	Level 5

执行类别	措施名称	措施详情	循证级别
执行	遵医嘱给药——皮肤保护剂	根据皮肤受损风险情况,遵医嘱给予用药	Level 5
评价	评价皮肤好转情况	评价患者皮肤好转情况:皮肤温度、弹性、感觉	Level 5
提供	保护性约束	使用约束时约束工具选择合理,约束方式正确: 1. 使用衬垫,保护约束部位 2. 体位舒适,约束肢体活动度适宜	Level 5
提供	提供饮食——高蛋白、高热量、高维生素	给予高蛋白、高热量、高维生素饮食,同时关注消化情况和不适症状	Level 5
教导	健康教育——皮肤护理相关知识	教导患者及照护者皮肤护理相关的知识: 1. 穿棉质的衣物,应用翻身垫、翻身枕等 2. 剪短指甲,防止抓破 3. 告知照护者避免给患者过度沐浴,沐浴时使用无刺激的浴皂和润肤油 4. 保持患者皮肤清洁干燥,避免体液如尿液、粪便或渗出液的持续刺激,避免增加过多衣物以减少出汗,汗渍会造成皮肤瘙痒 5. 强调保护受损部位皮肤的重要性	Level 5

四十、尿潴留

(一)护理问题定义
无法完全排空膀胱。

(二)症状/定义性特征
1. **主观的** 膀胱充盈感、滴尿、排尿困难。
2. **客观的** 膀胱扩张、残余尿、充盈性尿失禁、尿频、无尿。

(三)相关因素(导因)/危险因素
1. **机械性梗阻** 良性前列腺增生、前列腺肿瘤、膀胱颈挛缩、膀胱颈肿瘤、盆腔肿瘤、尿路感染、尿路狭窄、异物、结石、处女膜闭锁的阴道积血、妊娠子宫等。
2. **动力性梗阻** 中枢和周围神经系统病变、手术损伤副交感神经、全身麻醉等。
3. **药物因素** 阿片类药物、阿托品、抗胆碱类药物、精神类药物、镇静类药物等。
4. **外伤**。

(四)护理目标
1. 患者膀胱完全排空。
2. 无残余尿量或残余尿量小于100ml。

（五）护理措施

执行类别	措施名称	措施详情	循证级别
监测	监测尿常规检测结果	监测患者尿常规检测结果:白细胞、红细胞、尿酮体、尿亚硝酸盐、尿胆原、尿胆红素、尿蛋白、葡萄糖、尿比重、隐血、尿酸碱度等	Level 5
监测	监测入量	监测患者 24h 入量:静脉输入、口服、鼻饲	Level 5
评估	评估便秘情况	评估患者便秘情况:包括排便次数、排便习惯、粪便性状(如采用 Bristol 大便分型量表评估)、排便困难的程度等,是否伴随腹胀、腹痛、腹部不适及胸闷、胸痛、气急、头晕等症状	Level 5
评估	评估精神状况	评估患者的精神状况:疲乏无力、安静、嗜睡、抑郁、焦虑、烦躁、紧张等	Level 5
评估	评估留置尿管必要性	评估是否有留置尿管必要性,预防导尿管相关尿路感染	Level 5
评估	评估泌尿系统感染症状	评估患者泌尿系统感染的症状及征象:血尿、尿液浑浊、腹部疼痛、排尿灼热感、排尿疼痛、尿频、夜尿增多、发热、寒战、恶心、呕吐、尿道口有分泌物等	Level 5
评估	评估尿潴留类型	评估患者尿潴留类型 急性:发病突然,膀胱内胀满尿液不能排出,十分痛苦,临床上常需急诊处理;慢性:起病缓,病程长,下腹部可触及充满尿液的膀胱,患者可无明显痛苦	Level 5
评估	评估尿潴留相关因素	评估引起尿潴留的病理因素:尿路感染、神经系统疾病、外伤、结石、糖尿病、帕金森病、前列腺肥大、逼尿肌组织失代偿等	Level 5
评估	评估排尿情况	对患者排尿情况进行评估: 1. 评估排尿次数、量、尿液性状(颜色、透明度、酸碱反应、气味) 2. 评估异常排尿情况:多尿、少尿、无尿、尿闭、膀胱刺激征、尿潴留、尿失禁	Level 5
评估	评估前列腺功能	评估患者前列腺功能,通过彩超、膀胱镜等检查前列腺大小、形状等,前列腺肥大为男性尿潴留常见原因之一	Level 5
评估	评估用药史	全面评估患者目前用药情况及用药史:药物种类、药物剂量、药物用法、药物滥用、不同药物之间的相互影响	Level 5
护理	促进排尿护理	促进排尿的护理:为患者按摩腹部、温水擦洗会阴、听流水声等刺激排尿反射弧	Level 5
护理	更换尿垫	大小便失禁的患者给予更换尿垫,保持局部的清洁及干爽	Level 5
护理	膀胱造瘘管护理	膀胱造瘘管护理:评估留置膀胱造瘘管必要性;观察患者有无血尿、堵塞、感染,穿刺口有无漏尿、脓肿等,妥善固定导管;做好造瘘管清洁消毒,预防导管相关性尿路感染	Level 4
护理	心理支持	做好患者的心理护理: 1. 注意护患沟通,尊重患者隐私 2. 对患者紧张、恐惧、焦虑等情绪进行疏导	Level 5

执行类别	措施名称	措施详情	循证级别
护理	心理支持	3. 每天鼓励患者表达感受,发现情绪变化时家属相伴,认真倾听并表示理解 4. 学会放松,可听轻音乐、做深呼吸运动 5. 减少与正处在焦虑、烦躁等情绪中的患者相接触	
护理	导尿管护理*	给予导尿管护理:做好会阴部护理和导尿管清洁消毒	Level 5
提供	提供排泄工具	将床旁马桶、小便器或便盆放在患者伸手可触及的地方,为患者提供最近的卫生间:内设防滑垫、呼叫器等	Level 5
协助	协助泌尿系统相关检查	协助患者行泌尿系统相关检查:超声、肾造影、CT、磁共振、膀胱造影、膀胱镜检查、尿动力学分析等	Level 5
协助	协助如厕	对有认知障碍和活动障碍的患者提供必要的帮助	Level 5
执行	导尿管拔除	尽早拔除导尿管	Level 5
执行	尽早拔除镇痛泵	腹式手术后留置镇痛泵患者,术后24h拔除镇痛泵后尿潴留的发生率为1.25%,而术后48h拔除镇痛泵尿潴留的发生率为11%	Level 5
指导	健康教育——安全用药	指导患者及其照护者安全用药:掌握服药时间、用药剂量、给药途径、药品有效期、储存条件、不良反应、注意事项(是否可与其他药物同服),能掌握药物知识获取途径,并能够判定知识的正确性	Level 5
指导	指导排尿习惯	指导患者养成良好的排尿习惯,每天4~6次,发生尿潴留时及时告知,及时处理	Level 5
指导	指导膀胱训练	指导患者膀胱功能锻炼:建立适合个人的排尿习惯,并逐渐增加间隔时间,建议在排尿过程中停止两次或多次,以起到肌肉锻炼的作用	Level 5
指导	术前指导练习床上排尿	术前指导患者练习床上排尿	Level 5
教导	教导尿路感染预防及识别	教导患者尿路感染的预防及识别: 1. 教导患者识别尿路感染:尿痛、尿液浑浊、血尿、尿液有异味等 2. 预防:多喝水,多排尿	Level 5
教导	教导识别失禁性皮炎	教导患者识别并发症:失禁性皮炎(会阴部红、肿、热、痛)	Level 5
联系	随访	出院后随访	Level 5

第三章
中卫护研院临床护理知识库应用案例

本章的四个案例均是知识库运用在临床实际案例的展现,共分为两种展现形式:第一节与第二节的案例适用于护理病历书写系统尚未安装护理证据知识库的医疗机构,通过运用护理程序,展开对患者主诉、症状和体征等护理信息采集,推导出护理问题,并以问题为焦点,选择知识库中对应的护理措施;第三节与第四节的案例适用于知识库已经植入医院护理病历书写系统的医疗机构,护士在对入院患者按照系统进行例行评估以后,护理信息系统会直接导出护理问题和推荐措施,由责任护士进行专业判断后选择实施,后续的整个住院过程中患者病情的动态变化,化验指标的变化,在输入系统后,系统会根据病情需要提示再评估,或会导出新出现的护理问题,供责任护士参考。以下所涉及的护理问题及其编码均使用临床照护分类系统(CCC 护理诊断编码库)的护理问题及其编码展现,如:Q63.1 疼痛。

第一节　冠状动脉支架植入术的护理案例

【一般资料】

1. **主诉**　胸痛 12h。

2. **现病史**　患者,男性,70 岁,身高 157cm,体重 52kg。患者 12h 前无明显诱因下出现心前区疼痛,伴大汗,否认心悸、黑矇、晕厥等,立即送至外院就诊,患者疼痛缓解后要求离院。患者 3h 前再次出现胸痛,1h 前胸痛明显加重,遂至我院急诊,收治入院。患者入院时体温 36.2℃,心率 80 次/min,血压 120/78mmHg。患者患病以来睡眠可,食欲可,体重无明显变化。

3. **既往史**　10 年前行 C4/5、C5/6 椎间盘摘除术,5 年前行疝气手术,青霉素过敏。

【主要治疗经过】

1. **术前治疗**　患者入院后完善相关检查,心电图示:①窦性心律;② ST 段在 $V_1 \sim V_4$ 导联抬高 ≤2mm,提示急性前间壁心肌梗死;③ ST 段改变(ST 段在 Ⅰ、aVL、V_5、V_6 导联呈水平型及上斜型压低 0.5mm);④ ST 段在 aVR 导联抬高 0.5mm;⑤ $V_4 \sim V_6$ 导联 T 波双肢对称。心肌肌钙蛋白 T:0.073ng/ml。诊断为 ST 段抬高型心肌梗死,给予扩张冠状动脉治疗(硝酸异山梨酯注射液)。

2. **手术经过**　患者入院后 2h 内予急诊 PCI(经皮冠状动脉介入治疗),术中见前降支近段狭窄 40%,前降支中段完全闭塞,其余血管未见异常,前降支中段植入药物洗脱支架一枚,以桡动脉压迫器封闭桡动脉穿刺部位,术后返回心脏内科监护室。

3. **术后治疗**　术后遵医嘱给予抗血小板(阿司匹林肠溶片 + 替格瑞洛片)、降压(贝那普利片、琥珀酸美托洛尔缓释片)、保胃(注射用兰索拉唑)、降脂(阿托伐他汀钙片)等对症治疗。患者 2 天后转回普通病房,术后第 5 天出院。

【第一次护理评估(术前)】

护理诊断/问题	定义性特征	相关因素	评估要点
Q63.1 急性疼痛	使用标准化疼痛程度量表自我报告的疼痛强度(数字模拟评分法)	生物损伤:缺血	急诊胸痛患者首先要评估患者疼痛情况,结合疼痛的性质、部位、持续时间、缓解方式以及既往史,对可能的原因进行判断。该患者 12h 之前发生胸痛,考虑心肌缺血损伤,目前数字模拟评分法评估疼痛为 4 分
A01.1 活动无耐力	1. 虚弱主诉 2. 反映心肌缺血的心电图改变	循环系统疾病	患者诊断为急性心肌梗死后积极完善介入手术术前准备。此时患者应严格卧床,避免再次发生心肌缺血。由于心肌缺血和心前区疼痛,患者主诉虚弱
P40.0 焦虑	1. 紧张加剧 2. 面部紧张	1. 重大变化(健康状况) 2. 死亡威胁	患者入院前已有一次外院就诊经历,但未积极配合治疗,表现出对自身疾病的否认,在一定程度上是焦虑的表现。此次入院是在心绞痛二次加重的情况下来院就诊,表现出较严重的焦虑

【第一次护理措施及评价】

护理问题	预期护理目标	护理措施	护理评价
急性疼痛	患者疼痛缓解	1. 对患者每天使用数字模拟评分法评估疼痛程度 2. 每班指导患者卧床休息,减少活动 3. 每班监测患者心电图波形 4. 每天全面评估患者目前用药情况 5. 入院 8h 内评估疼痛情况:部位、性质(剧痛、酸痛、胀痛、跳痛、放射痛、游走痛、间歇痛)、既往治疗、对生活质量的影响、导致疼痛评估准确性降低的因素	好转 患者数字模拟评分法评估疼痛为 3 分
活动无耐力	患者未发生跌倒等不良事件	1. 每天评估跌倒风险,填写跌倒危险评估表 2. 评估老年患者活动时有无直立性低血压发生 3. 入院时使用简易智力状态检查量表评估患者的认知功能 4. 按医嘱监测患者生命体征:体温、脉搏/心率、呼吸、血压 5. 按医嘱监测患者血氧饱和度	维持 患者遵医嘱严格卧床休息,未发生跌倒等不良事件
焦虑	患者焦虑缓解	1. 定时监测患者生命体征:体温、脉搏/心率、呼吸、血压 2. 每班评估患者有无焦虑症状(采用焦虑评定量表):主诉担心自身健康、进展、呼吸困难、头晕、坐立不安、易怒、对噪声敏感、紧张、疲劳、睡眠中断	好转 患者焦虑缓解,能够配合护士进行术前准备

续表

护理问题	预期护理目标	护理措施	护理评价
焦虑	患者焦虑缓解	3. 每班做好患者的心理护理：①注意护患沟通，尊重患者隐私；②对患者紧张、恐惧、焦虑等情绪进行疏导；③每天鼓励患者表达感受，发现患者情绪变化时嘱家属陪伴，认真倾听并表示理解，让患者学会放松，可听轻音乐、做深呼吸运动，减少与正处在焦虑、烦躁等情绪中的患者相接触 4. 每天管理病区环境，包括温湿度、光线、噪声及安全设备	

【第二次整体护理评估】（术后当天转入 ICU）

护理诊断/问题	定义性特征	相关因素	评估要点
C06.2 出血风险		治疗方案：抗血小板治疗	患者术后须口服抗血小板药物抗凝，因此有出血的风险
D08.0 知识缺乏	由于缺乏信息和误解而出现的心理变化，如焦虑、抑郁等	1. 获取信息不足 2. 获取知识资源不足	患者缺乏相关知识，且依从性较差，并表现出对预后的担心。从患者术前就医行为来看，患者本身缺乏一定的自我保健和相关的医学知识，并不愿意接受相关医学建议，这些对于心血管疾病的术后康复也是极其不利的

【第二次护理措施及评价】（术后当天转入 ICU）

护理问题	预期护理目标	护理措施	护理评价
出血风险	患者未发生出血	1. 患者使用可能导致出血风险的药物时，每班观察有无药物不良反应 2. 遵医嘱监测凝血功能结果 3. 每小时观察患者有无出血征象	好转 患者未发生出血及药物不良反应，术后凝血功能正常
知识缺乏	患者了解术后康复相关知识	1. 每班提供个性化的教育措施 2. 必要时提供基于视觉的材料帮助患者了解疾病相关知识：演示文稿、宣传册、海报、画册、视频、书籍 3. 必要时教导患者如何进行患病后的自我调节和自我管理 4. 入院后/出院时提供给患者多种学习途径	好转 患者了解术后饮食、锻炼、康复等相关知识，并能够配合

【出院前护理评估】（出院前一天）

护理诊断/问题	定义性特征	相关因素	评估要点
D08.0 知识缺乏	由于缺乏信息和误解而出现的心理变化，如焦虑、抑郁等	1. 获取信息不足 2. 获取知识资源不足	老年患者本身缺乏获取知识的渠道，此次入院后发现该患者依从性较差，知识缺乏，缺乏自我管理意识，需要做好出院健康宣教

【出院护理计划（出院前一天）**】**

护理问题	预期护理目标	护理措施
知识缺乏	患者了解术后康复相关知识	1. 出院时评估患者学习的意愿和能力 2. 必要时提供基于视觉的材料帮助患者了解疾病相关知识:演示文稿、宣传册、海报、画册、视频、书籍 3. 必要时执行问题解决教育模式 4. 出院时提供给患者多种学习途径 5. 必要时教导患者如何进行患病后的自我调节和自我管理

【案例点评】

本案例是一例急诊入院的急性心肌梗死行冠状动脉支架植入术患者,该患者在入院前曾出现过心肌梗死或可疑心肌梗死表现,后于外院治疗后症状缓解,并主动要求出院。此次入院为第二次心前区疼痛发作。根据患者护理评估结果,知识缺乏是患者存在的最主要的问题。知识缺乏一方面表现在对疾病的认识不足,在第一次外院治疗后选择自行出院,继而引起第二次的心肌梗死;另一方面,表现为对支架置入手术的不了解,缺乏术后康复的知识。针对此类患者,护士要与患者家属、患者本人充分沟通,告知手术的目的、方式、对疾病治疗的意义及术后的注意事项。

在急性心肌梗死患者护理中,快速诊断并完善术前准备,早期采取介入治疗是治疗急性冠状动脉综合征的最重要手段。因此术前的护理重点是评估各类手术风险、完善术前准备。在术后,由于动脉压迫器的使用,使得穿刺部位出血的发生率大大降低,但仍然要警惕可能出现的肢端麻木、缺血等表现。此外,由于口服抗血小板药物而可能导致的出血问题同样应该关注。该患者依从性较差,需要护士制订更加合理的宣教策略。

最后,在运用 CCC 知识库的过程中,对于健康宣教方面的干预措施,知识库更多提供的是有效的健康教育方法,各医疗机构可根据已有的具体健康教育内容,进行合理的健康宣教。本例患者,我们给出的健康宣教内容如下,仅供读者参考:

（一）术后指导

1. 患者术后返回病房,护理人员应即刻告知患者及家属,术侧肢体不能弯曲,指导患者合理的肢体活动方法。

2. 嘱患者及家属发现以下情况及时通知医务人员,包括穿刺部位剧烈疼痛、血肿或出血致伤口敷料浸湿、穿刺远端肢体感觉异常、皮温下降、肤色异常、恶心、心悸、胸闷、胸痛等不适。

3. 饮食清淡易消化,少量多餐,不宜过饱。卧床制动期间少食甜食、牛奶、豆浆等胀气食物。

4. 近期避免剧烈活动,局部有瘀斑者不可热敷,以防加重出血。

5. 嘱患者 6~8h 饮水量为 1 000~2 000ml,少量多次饮水,以促进肾脏造影剂尽快排出,保护肾功能。

（二）出院指导

1. **生活方式指导**　指导患者保持心情舒畅、生活规律,保证充足睡眠,避免劳累及情绪波动,劳逸结合,纠正不良生活习惯,减少发病的危险因素。

2. 饮食指导　予低盐(每日限制摄盐量在 5g 以内)、低脂、低胆固醇饮食,每日进食新鲜蔬菜 450~700g,摄入新鲜水果 120~250g,增加钙、镁、钾等微量元素的摄入,适量补充蛋白质,彻底戒烟,并避免被动吸烟,严格控制酒精的摄入(≤20g/d),避免刺激性食物。

3. 用药指导　向患者详细介绍所服药物的作用、效果评估、禁忌证、不良反应及护理要点。严格遵医嘱服药,按时按量,切勿擅自停药、减药。对于合并高血压、糖尿病的患者指导并教会患者正确测量血压及血糖的方法及血压正常值的范围,定时监测血压并记录。出现异常情况或血压持续不稳定时,及时就医。

4. 运动指导　控制体重在正常范围内,腰围控制在 90cm 以内。根据自身情况坚持有规律的锻炼,如散步、打太极等有氧运动。运动强度以目标心率评估:目标心率 =(220- 年龄)×(50%~60%),每周 3~5 次或隔日一次,每次 30min 以上,循序渐进,以不感觉疲劳为度。运动过程中注意观察有无胸痛、心悸、呼吸困难,一旦出现应立即停止活动并及时就诊。

5. 定期随访　建立表格或使用智能手机设置日期提醒,记录随访日期,利用微信公众号提前预约挂号。随访前,提前准备好既往资料,包括用药明细、化验报告、影像学报告、血压、心率、心绞痛发作情况记录表等。

第二节　食管癌手术患者的围手术期的护理案例

【一般资料】

1. 主诉　确诊食管癌 1 周余。

2. 现病史　患者,男性,71 岁,体重 63kg,身高 165cm,8 天前无明显诱因出现呕血,量较少,呈暗红色,于当地医院行胃镜检查,结果示:食管贲门癌,胃底侵犯,出血。活检病理:胃底 + 食管贲门黏膜中低分化腺癌。腹部 CT:两肺炎症改变;肝、肾多发囊肿;盆腔未见明显异常。患者起病以来精神、睡眠、饮食较差,大小便正常,体重未见明显减轻。

3. 既往史　患者既往无重大疾病史,无手术外伤史,无过敏史。

【主要治疗经过】

1. 术前治疗　患者入院完善相关检查后请病理科会诊,诊断为胃底 + 食管贲门黏膜腺癌,Ⅱ 级,Lauren 分型为肠型,拟行食管癌根治术。术前遵医嘱补充肠外营养(中/长链脂肪乳剂、复方氨基酸注射液)、肠内营养(短肽型肠内营养剂、植物蛋白肽)。

2. 手术经过　患者完善术前准备后在全麻下行食管癌根治术。手术过程如下:患者取右侧卧位,常规消毒铺巾,取后外侧切口中断第八肋骨进胸。于肝、脾之间剪开膈肌,探查贲门部肿块,约 2cm×3cm×2cm,胃左血管旁、脾动脉旁淋巴结肿大。腹腔粘连明显,分离胃膈、胃脾、胃结肠和肝胃韧带,切除胃大网膜,游离近端胃,于胰腺上缘分离胃左血管,切除胃左血管旁、胃动脉淋巴结。于小弯侧幽门上方切除近端大部分胃,成管状胃,游离食管下段至肺下静脉水平,于此处食管夹荷包钳,缝荷包缝线,切断,切除近端大部及部分下段食管,食管断端置入吻合器钉座,结扎荷包线。将胃大弯侧后壁与食管做吻合器吻合。胃断端予钳闭器钳闭。检查腹腔无出血,缝合膈肌。术中吻合口冰冻病理报告提示未见肿瘤累及。彻底止血,清洗胸腔。于腋中线第八肋间置伤口引流管、胸管各一根,逐层关闭切口,术中留置胃管一根、鼻空肠管一根。

3. 术后治疗 患者术后返回病房,给予抗感染(头孢米诺钠)、化痰平喘(吸入用布地奈德混悬液、吸入用乙酰半胱氨酸溶液、注射用盐酸溴己新)、抗血栓(低分子肝素钙注射液)、肠内营养(氨基酸注射液、注射用 12 种复合维生素)、肠外营养(TPF-D- 肠内营养乳剂)、保胃(兰索拉唑)、保肝(乙酰半胱氨酸注射液)等治疗。患者术后疼痛,给予帕瑞西布纳 40mg 静注。患者术后第 6 天拔除胃管,第 7 天拔除胸管,第 11 天出院。

【第一次整体护理评估(入院当天)】

护理诊断 / 问题	定义性特征	相关因素	评估要点
P40.0 焦虑	1. 忧虑 2. 不确定 3. 失眠	重大变化(健康状况)	患者确诊食管癌 1 周,属于重大健康状况。对疾病认知缺乏,对预后充满不确定,以及手术事件本身使患者产生焦虑情绪。焦虑影响患者术前睡眠、饮食等,不利于患者治疗,因此,应优先解决患者焦虑问题
A01.6 睡眠模式紊乱	1. 睡眠维持障碍,夜间觉醒次数≥2 次 2. 睡眠总时间减少,通常少于 6h 3. 睡眠后存在未恢复感	焦虑 / 恐惧	睡眠模式紊乱。一方面由于焦虑,另一方面患者对医院环境的不适应以及老年患者常有的各种顾虑都会使患者睡眠不佳。此外,患者还存在对手术的恐惧和对预后的未知
J24.2 营养不良风险		1. 年龄≥70 岁 2. 肿瘤患者	消化道手术患者需要重点评估营养状态,一般术前会遵医嘱给予额外的肠内或肠外营养补充,因此,对营养不良风险的优先级低于焦虑及睡眠模式紊乱
D08.0 知识缺乏	由于缺乏信息和误解而出现心理变化,如焦虑、抑郁等	1. 获取信息不足 2. 获取知识资源不足	知识缺乏是贯穿所有手术患者整个围手术期的护理问题,尤其是老年患者,但经过有效的沟通和宣教,会取得较好的效果,其优先级最低

【第一次护理措施及评价】

护理问题	预期护理目标	护理措施	护理评价
焦虑	患者焦虑改善	1. 每晚评估患者睡眠模式:入睡潜伏期、睡眠觉醒次数、夜间持续睡眠时间、全天总睡眠时间、晨起精神、睡眠剥夺周期、辅助用品 2. 每班评估患者有无焦虑症状(采用焦虑评定量表):主诉担心自身健康、病情进展、呼吸困难、头晕、坐立不安、易怒、对噪声敏感、紧张、疲劳、睡眠中断 3. 每班做好患者的心理护理:①注意护患沟通,尊重患者隐私;②对患者紧张、恐惧、焦虑等情绪进行疏导;③每天鼓励患者表达感受,发现患者情绪变化时及时处理,认真倾听并表示理解,使患者学会放松,可听轻音乐、做深呼吸运动,减少与正处在焦虑、烦躁等情绪中的患者相接触	好转 1. 患者睡眠可 2. 患者无焦虑主诉 3. 患者无焦虑症状

护理问题	预期护理目标	护理措施	护理评价
焦虑	患者焦虑改善	4. 每天管理病区环境 （1）空间：病床间距≥1m （2）温度：室温保持在 18~22℃，新生儿及老年患者室温保持在 22~24℃ （3）湿度：湿度控制在 50%~60% 为宜 （4）噪声：病室安静，护理人员做到"四轻" （5）光线：光线适宜 安全保障设备：抢救车完好、中心吸氧、中心负压、床头灯、床挡等功能良好，安全标识醒目	
睡眠模式紊乱	患者睡眠改善，晨起后精力充沛	1. 入院时评估导致睡眠模式紊乱的因素：疼痛 / 不舒适；治疗因素；环境因素；睡眠习惯改变；焦虑 / 恐惧 2. 入院时评估患者既往睡眠习惯：患者上床时间；卧位；午睡习惯；辅助用品 3. 每天评估患者睡眠模式：入睡潜伏期、睡眠觉醒次数、夜间持续睡眠时间、全天总睡眠时间、晨起精神、睡眠剥夺周期、辅助用品 4. 每天教导患者改善睡眠的措施：睡前不要暴食暴饮和进食不易消化的食物；睡前热水泡脚或洗热水澡，背部按摩；渐进性肌肉放松 / 指导性想象 / 腹式呼吸训练等 5. 每班正确执行用药医嘱，用药注意事项： （1）遵医嘱准确给药：浓度、剂量、用法、时间 （2）配伍禁忌 （3）观察不良反应	好转 1. 患者每日睡眠时间超过 7h 2. 患者无药物辅助，睡眠质量好 3. 患者晨起后精力充沛
营养不良风险	患者摄入足够能量	1. 术前采用 NRS-2002 量表评估患者的营养风险 2. 定时监测患者 BMI、血清白蛋白等指标 3. 遵医嘱对术前营养高风险的患者进行 7~14d 的术前营养支持	维持 1. 患者每日摄入热量增加 2. 患者 BMI 无变化 3. 患者术前测总蛋白 62g/L，前白蛋白 0.19g/L，均低于正常值
知识缺乏	患者掌握疾病及术前准备相关知识	1. 每班提供个性化的教育措施 2. 必要时提供基于视觉的材料帮助患者了解疾病及术前准备相关知识：演示文稿、宣传册、海报、画册、视频、书籍	好转 1. 患者了解手术过程 2. 患者了解术前准备要点

【第二次整体护理评估（术后当天）】

护理诊断／问题	定义性特征	相关因素	评估要点
Q63.1 急性疼痛	使用标准化疼痛程度量表自我报告疼痛强度	物理损伤：手术	食管癌手术患者，术后主要需注意疼痛对患者预后的影响，切口疼痛是导致患者术后疼痛的主要原因，且发生率较高。疼痛可能导致清理呼吸道无效、活动无耐力、睡眠障碍等。因此，将疼痛放在所有护理问题的首位。该患者主诉疼痛且数字模拟评分结果大于 3 分
J24.2 营养不良风险		1. 年龄≥70 岁 2. 腹部大手术	腹部大手术患者术后会经历负氮平衡，具有严重的营养不良风险，尤其是重症患者，早期给予营养支持对预后具有重要意义
L26.1 呼吸道清除功能障碍	呼吸系统症状：异常呼吸音、呼吸急促、呼吸深度改变	1. 疼痛 2. 无效咳嗽	疼痛常引起患者排痰困难，也容易导致患者术后发生坠积性肺炎，且该患者为老年人，术后表现为无力咳嗽且偶闻及痰鸣音
A01.1 活动无耐力	虚弱主诉	卧床	老年大手术患者术后常出现活动无耐力。该患者术后主诉虚弱
C06.2 出血风险		治疗方案：抗凝治疗	外科手术术后早期由于活动减少或卧床，常需要注射肝素类抗凝药物，防止静脉血栓的发生。由于老年患者肝、肾功能可能在术前有不同程度的损伤，部分老年患者可能会由于使用抗凝药物而导致出血风险增加，但一般在严密监测患者凝血功能的情况下出血发生概率较低
R46.3 皮肤完整性受损的风险		1. 恶性肿瘤 2. 局部受压	老年人是皮肤损伤的高危人群，长期卧床可能使得患者局部皮肤长期受压，但随着目前对皮肤保护的重视，术后患者压力性皮肤损伤的发生率已大大降低

【第二次护理措施及评价】

护理问题	预期护理目标	护理措施	护理评价
急性疼痛	患者疼痛评分<3 分	1. 无语言交流障碍的患者每天使用数字模拟评分法评估疼痛程度 2. 镇痛期间每天向患者及家属解释目前的镇痛治疗及方案 3. 术后每天指导手术后患者及家属 PCA 泵的使用方法 4. 必要时提供音乐疗法作为药物镇痛治疗的辅助措施 5. 干预后半小时评价疼痛干预效果	好转 1. 患者术后首次疼痛评分为 4 分，给予药物止痛，之后每次评分均小于 3 分 2. 患者夜间睡眠质量可 3. 患者可以正确使用 PCA 泵

续表

护理问题	预期护理目标	护理措施	护理评价
营养不良风险	患者摄入足够能量	1. 术后采用 NRS-2002 量表评估患者营养风险 2. 定时监测患者 BMI、白蛋白等指标 3. 遵医嘱给予口服营养补充制剂	维持 1. 患者进食量较术前减少 2. 患者总蛋白 54g/L,前白蛋白 0.16g/L,均低于正常值
呼吸道清除功能障碍	患者能够有效咳嗽	1. 每班评估患者胸部运动:两肺呼吸运动是否一致、是否有语音震颤 2. 每班评估患者痰液情况 3. 每班评估患者的呼吸音:有无肺部呼吸音异常 4. 必要时监测患者血气分析结果 5. 定时监测患者生命体征:体温、脉搏/心率、呼吸、血压 6. 必要时监测患者血氧饱和度 7. 胸部叩击后评价患者胸部叩击效果 8. 用药后评价患者用药疗效 9. 必要时教导患者有效咳嗽的方法:患者尽可能采用坐位,先进行深而慢的腹式呼吸 5~6 次,然后深吸气至膈肌完全下降,屏气 3~5s,继而缩唇,缓慢地经口将肺内气体呼出,再深吸一口气屏气 3~5s,身体前倾,从胸腔进行 2~3 次短促有力的咳嗽,咳嗽时同时收缩腹肌,或用手按压上腹部,帮助痰液咳出。也可让患者取俯卧屈膝位,借助膈肌、腹肌收缩,增加腹压,咳出痰液	好转 1. 患者氧饱和度好 2. 患者掌握有效咳嗽的方法,并能够自行咳嗽
活动无耐力	患者能自行活动	1. 活动时/活动后评估患者有无活动不耐受症状 2. 每天评估跌倒风险,填写跌倒危险评估表 3. 评估老年患者活动时有无直立性低血压发生 4. 必要时协助患者采取渐进式下床活动,当自觉头晕及身体不适时,应暂停活动,以防止跌倒意外发生 5. 必要时监测患者生命体征:体温、脉搏/心率、呼吸、血压 6. 必要时协助卧床患者进行锻炼:被动活动、主动辅助活动、拉伸、轻重量腿部按压(0.45~2.25kg)和/或运动、带阻力锻炼(耐受下每次15~30min)	好转 1. 患者能够在家属协助下下床活动 2. 患者肌力正常 3. 患者活动后稍感乏力
出血风险	未发生术后出血	1. 患者使用可能导致出血风险的药物时,每班观察有无药物不良反应 2. 遵医嘱监测凝血功能 3. 每小时观察患者有无出血征象	未发生 1. 患者凝血功能正常 2. 观察患者未发生出血征象

续表

护理问题	预期护理目标	护理措施	护理评价
皮肤完整性受损的风险	未发生皮肤损伤	1. 每2h翻身一次,以尽可能减少摩擦力和剪切力,病情不允许翻身时据病情而定 2. 每天给予高蛋白、高热量、高维生素饮食,同时关注消化情况和不适症状 3. 无语言交流障碍的患者每天使用数字模拟评分法评估疼痛程度 4. 每班评估患者皮肤,尤其是受压区域:经确认有压力性损伤风险的患者如皮肤有红斑者要重点观察 5. 鉴别出红斑的原因与范围,使用指压法或压板法评估皮肤可否变白	未发生 患者未发生皮肤损伤

【出院前护理评估】(出院前一天)

护理诊断/问题	定义性特征	相关因素	评估要点
J24.2 营养不良风险		1. 年龄≥70岁 2. 腹部大手术	患者出院前仍然存在营养不良风险,需要在出院后的一段时间通过干预改善
A01.1 活动无耐力	虚弱主诉	营养不良	老年患者出院前仍无法达到术前活动量,需要制订合理的运动康复计划

【出院护理计划】

护理问题	预期护理目标	护理措施
营养不良风险	患者摄入足够能量	1. 出院时评估患者是否有营养风险:使用营养风险筛查量表-2002(NRS-2002)进行评估 2. 必要时联系营养师 3. 定时监测BMI,关注术后随访时的白蛋白等实验室指标
活动无耐力	患者达到术前活动量	1. 出院时指导患者进行强化训练和耐力训练 2. 必要时指导患者在就餐、沐浴、治疗和体力活动前后适当休息 3. 锻炼前指导患者如果出现心脏失代偿症状,立即停止活动 4. 指导患者参加肺功能康复训练

【案例点评】

一般的外科手术患者,应至少在入院时、术后当天、出院前共三次全面地进行各系统评估,充分了解患者既往史,根据评估结果,结合专科护理评估要点提出护理诊断或护理问题。之后,结合现有的治疗及患者自身情况,对各护理诊断的优先级进行排序。最后,参照护理知识库的内容,选择最佳的护理措施。

该案例为老年消化系统恶性肿瘤手术患者的围手术期护理。针对此类患者,营养问题贯穿整个住院的全过程,且与患者预后紧密相关。在护理评估方面,首先应关注患者当前营养状况以及消化系统状况。因此,在整体评估时应选择合适的量表仔细评估。术前补充肠内营养已经成为最重要的营养支持手段,因此也要评估肠内营养的效果和并发症情况。此外,老年患者各系统及共病情况也需要仔细评估。仔细评估老年人知识掌握情况,指导患者及家属完善术前准备。在术后护理方面,需全面评估外科手术各种常见并发症,针对食管癌手术患者,更要注意疼痛对患者预后的影响,包括可能导致的呼吸道清除功能障碍、活动无耐力、睡眠障碍等。针对可以交流的患者,选择数字模拟评分法对疼痛进行评估。因此,疼痛在优先级上也是最高的。在出院前对患者进行评估,发现仍然存在的护理问题,查找知识库对应的护理措施,制订合理的出院计划。

第三节　慢性阻塞性肺疾病患者的护理案例

此病例依据 CCC 智能护理信息系统进行评估,所有内容按照护理程序进行整理;评估后系统依据评估内容推荐相应的护理诊断,责任护士根据患者现况,选择确切的护理诊断,依据首优次优的原则对所选护理诊断排序,依据护理诊断的定义性特征及相关因素制订护理计划,执行护理措施,最后对患者进行护理评价;依据患者的护理级别及患者病情进行再次评估、诊断、计划、实施、评价。最后对患者进行出院评估,书写出院小结,进行出院宣教。

【患者一般资料】

患者情况							
姓名	孙 ××	性别	男	入院时间	2020-04-06 09:30	出院时间	2020-4-12
年龄	72 岁	ID	00508129	入住科室	呼吸内科	住院总天数	7d
入院主诉	间断咳嗽咳痰、闷喘 8 年,再发加重半个月						
既往史	慢性阻塞性肺疾病						
现病史	半个月前症状再发加重,明显闷喘,咳嗽,咳白色黏痰,量多且黏稠不易咳出,伴双下肢水肿、食欲缺乏,口服药物治疗,效果欠佳,今为进一步诊治来我院,门诊以"慢性阻塞性肺疾病急性加重期"收入我科。目前神志清,精神差,桶状胸,听诊呼吸音低,未闻及干湿性啰音。心律齐,三尖瓣听诊区可闻及收缩期杂音,腹壁柔软,无压痛及反跳痛,肝区叩痛阳性,双下肢轻度指凹性水肿。胸部数字 X 线摄影提示:慢性支气管炎并肺气肿。心脏彩超提示:左室舒张功能降低,二尖瓣少量反流,主动脉瓣中等量反流,三尖瓣大量反流,重度肺动脉高压(肺动脉收缩压 82mmHg)						
入院诊断	慢性阻塞性肺疾病急性加重						
出院诊断	慢性阻塞性肺疾病急性加重						

【(2020 年 4 月 6 日)对患者第一次护理评估】

护理人员根据患者的病情进行评估,评估后 CCC 智能护理系统会自动推荐护理诊断,护士根据患者的现状,对护理诊断进行排序,实施相应的护理措施。

系统推荐护理诊断	护士勾选护理诊断	护理诊断优先级
L26.1　呼吸道清除功能障碍	√	1
L26.2　呼吸模式障碍		
C05.0　心输出量改变	√	2
F62.0　电解质失衡	√	4
K25.6　感染		
A01.5　身体活动功能障碍	√	3
A01.1　活动无耐力		
N33.6　跌倒风险	√	5
R46.3　皮肤完整性受损风险	√	6

【入院后第一次护理措施及护理评价】

护理问题	预期目标	护理措施	护理评价
L26.1 呼吸道清除功能障碍	能改善呼吸道清除功能障碍的问题	每班遵医嘱执行气道湿化治疗 每天评价气道湿化治疗后效果 每2h叩背一次，协助患者排痰 每班评估呼吸音、呼吸困难情况、痰液情况 必要时监测血气分析结果，关注影像学检查结果	患者咳痰能力增强 痰液性状转为中量稀水样 血气结果较前好转 湿啰音较前减少
C05.0 心输出量改变	能改善心输出量改变的问题	每班评估患者四肢水肿情况 每班评估出入量平衡情况 每天协助患者锻炼，并给予患者舒适体位 每班遵医嘱给予利尿、强心药物	双下肢水肿较前好转
F62.0 电解质失衡	能改善电解质失衡的问题	每天监测生化指标	血生化指标示：血钠正常
N33.6 跌倒风险	能稳定跌倒风险的问题	每班评估患者的心理状况 每天协助患者锻炼，指导患者适当活动 每天给予饮食指导，增加营养 每班给予患者安全教育，合理使用防跌倒标识 每班为患者提供活动类辅助用具	患者下肢肌力增强，活动能力增强；饮食较前增加，营养较前良好
A01.5 身体活动功能障碍	能稳定身体活动功能障碍的问题	每班评估患者行动/活动能力及行动不便的因素 每班提供活动类辅助器具	患者安全意识增强，熟练使用辅助工具
R46.3 皮肤完整性受损风险	患者皮肤完整性未受损	每2h翻身一次，以尽可能减少摩擦力和剪切力 每4h评估患者意识 每2h评估患者全身皮肤情况，尤其是受压皮肤 每班使用 Braden 评估量表进行评分 每天加强患者及家属皮肤改变知识宣教及注意事项宣教 每班给予气垫床的应用	患者双下肢水肿较前减轻，床上活动能力增强

【（2020 年 4 月 8 日）第二次护理评估】

患者胸闷、憋喘症状明显缓解,痰液转为稀薄,听诊双肺呼吸音增强,患者在护理人员的协助下可自行将痰液咳出,持续鼻导管吸氧 3L/min,活动能力较前增强。

系统推荐护理诊断	护士勾选护理诊断	护理诊断优先级
L26.1 呼吸道清除功能障碍	√	1
L26.3 气体交换障碍		
A01.5 身体活动功能障碍	√	2
A01.1 活动无耐力		
N33.6 跌倒风险	√	3
R46.3 皮肤完整性受损风险	√	4

【入院后第二次护理措施及评价】

护理问题	预期目标	护理措施	护理评价
L26.1 呼吸道清除功能障碍	能改善呼吸道清除功能障碍的问题	每天评价气道湿化治疗后效果 每 2h 叩背 每班遵医嘱合理应用化痰药 每班评估呼吸音、呼吸困难情况、评估痰液情况 必要时监测血气分析结果、影像学检查结果 每 2h 协助患者排痰 每班提供管理病房环境	痰液性状转为少量稀水样 自行咳痰能力恢复
A01.5 身体活动功能障碍	能稳定身体活动功能障碍的问题	每班评估患者活动能力及行动不便的原因 每班教导患者适当增加活动量 每天提供活动类辅助器具	患者下肢肌力增强,活动能力增强;饮食较前好转
N33.6 跌倒风险	能稳定跌倒风险的问题	每天评估患者的心理状况 每天协助患者锻炼,指导患者适当活动 每天宣教饮食指导,增加营养 每天进行安全教育,合理使用防跌倒标识 每天给予患者辅助用具	患者活动能力增强,可熟练使用辅助工具
R46.3 皮肤完整性受损风险	患者皮肤完整性未受损	每 2h 翻身,以尽可能减少摩擦力和剪切力 每 4h 评估患者意识 每 2h 评估患者全身皮肤情况,尤其是受压皮肤 每班进行 Braden 评分 每天加强患者及家属皮肤改变知识宣教及注意事项宣教 每班给予气垫床应用	患者双下肢水肿明显消失,可间断下床活动

【（2020 年 4 月 10 日）**第三次护理评估**】

患者目前痰液明显减少,自行咳痰能力强,心功能为Ⅰ级,下肢水肿消失,无须再吸氧,患者新增"气体交换障碍"的护理诊断,是进一步的重点工作,加强肺康复训练,增强肺通气效果。

系统推荐护理诊断	护士勾选护理诊断	护理诊断优先级
L26.1 呼吸道清除功能障碍		
L26.3 气体交换障碍	√	1
A01.5 身体活动功能障碍		
N33.6 跌倒风险	√	2

【**入院后第三次护理措施及评价**】

护理问题	预期目标	护理计划	护理评价
L26.3 气体交换障碍	能改善气体交换障碍的问题	每天遵医嘱执行气道湿化治疗 每天评价气道湿化治疗后效果 每 2h 叩背,鼓励患者自行有效咳嗽、咳痰 每班评估呼吸音、呼吸困难情况、痰液情况 每班教导患者缩唇呼吸,适当增加肺活量 必要时监测血气分析结果、影像学检查结果	患者可自行咳痰,稀薄痰液已消失 患者能熟练进行缩唇呼吸,能够自行实施增加肺活量的活动
N33.6 跌倒风险	能稳定跌倒风险的问题	每天协助患者锻炼,指导患者适当活动 每天宣教饮食指导,增加营养 每天指导患者穿防滑鞋、合理使用辅助用具	患者活动时穿防滑鞋 家属熟练掌握安全风险内容

注:在护理诊断的选择时,其中护理评估后相同的护理诊断,用红色字体标注。

【（2020 年 4 月 12 日）**出院护理计划**】

护理问题	预期护理目标	护理措施
L26.3 气体交换障碍	患者掌握避免受凉的措施 适当增加锻炼,增强抵抗力	1. 出院时评估患者学习的意愿和能力 2. 必要时提供基于视觉的材料,帮助患者了解疾病相关知识:演示文稿、宣传册、海报、画册、视频、书籍 3. 必要时执行问题解决教育模式 4. 出院时提供给患者多种学习途径 5. 必要时教导患者如何进行患病后的自我调节和自我管理

【出院小结】

该患者入院时有闷喘、咳嗽、咳白色黏痰,量多且黏稠不易咳出,伴双下肢水肿、食欲缺乏,口服药物治疗效果欠佳。体格检查:桶状胸,听诊呼吸音低,双下肢轻度指凹性水肿。该病例是一例典型的 COPD 病例,对于该患者护士基于 CCC 知识库的推荐,结合临床的评估及患者病况,实施相应的护理措施。患者现肺部听诊无啰音,痰液无,生命体征平稳,下肢水肿消失。护士已教会患者及家属肺康复训练、缩唇呼吸,已告知患者适当进行锻炼,可练习太极拳等,日常生活中要避免受凉。

第四节　脑卒中患者的护理案例

此病例依据 CCC 智能护理信息系统进行评估,所有内容按照护理程序进行整理;评估后系统依据评估内容推荐相应的护理诊断,责任护士根据患者现况,选择确切的护理诊断,依据首优次优的原则对所选护理诊断排序,依据护理诊断的定义性特征及相关因素制订护理计划,执行护理措施,最后对患者进行护理评价;依据患者的护理级别及患者病情进行再次评估、诊断、计划、实施、评价。最后对患者进行出院评估,书写出院小结,进行出院宣教。

【患者一般资料】

患者情况						
姓名	黄××	性别	男	入院时间	2020 年 3 月 15 日	出院时间	2020 年 4 月 2 日
年龄	32 岁	ID	10638946	入住科室	神经内科	住院总天数	18d
入院主诉	突发意识不清、左侧肢体活动不能 3h					
既往史	无					
现病史	患者 3h 前走路时突然晕倒在地,意识不清,左侧肢体活动不能,急来我院,平素体健,近 2 个月内在家,几乎不出门,经常熬夜打游戏,白天看手机时间较长,没有进行任何体育锻炼。入院后行头颅 CT 示:右侧大脑中动脉走行区高密度影,右侧颞叶似见大片状低密度影,大面积脑梗死。急诊给予阿替普酶静脉溶栓后收入我科。目前患者意识模糊,烦躁不安,左侧肢体活动不能					
入院诊断	脑梗死					
出院诊断	脑梗死					

【(2020 年 3 月 15 日)第一次护理评估】

系统推荐护理诊断	护士选定护理诊断	护理诊断优先级
O38.0 自我照顾能力缺乏	√	3
O39.0 如厕能力丧失		
T49.6 尿潴留		
N33.1 误吸风险	√	4
N33.6 跌倒风险		
R46.3 皮肤完整性受损风险	√	5

续表

系统推荐护理诊断	护士选定护理诊断	护理诊断优先级
A01.5 身体活动功能障碍	√	2
D07.1 混乱 / 模糊	√	1

【入院后第一次护理诊断及护理评价】

护理问题	预期目标	护理措施	护理评价
D07.1 混乱 / 模糊	患者意识障碍未加重	入院时测量生命体征,给予心电监护、吸氧每小时监测生命体征 入院时评估导致患者脑部改变的因素;通过影像检查及查体得知病变部位 每小时观察瞳孔直径、形状、对光反应灵敏度 每班协助患者采取舒适卧位,床头抬高30°,头偏向一侧,加置床挡 每班评估二便排出情况,关注会阴部皮肤,必要时留置导尿 必要时遵医嘱正确用药;每班确保液体通路通畅 必要时执行约束护理	患者神志转为嗜睡
A01.5 身体活动功能障碍	患者身体活动功能障碍稳定	每班评估患者肌力 每2h协助患者肢体置于抗痉挛体位 每班宣教踝泵运动的方法及作用 每2h协助患者翻身、排便 必要时通知康复师进行康复评估及锻炼	患者左侧肢体肌力未下降:左上肢肌力1级,左下肢肌力2级
N33.1 误吸风险	患者吞咽能力好转	每班评估患者吞咽功能 进食前执行翻身叩背,必要时吸痰 进食时协助患者取半卧位或坐位进食饮水,从健侧喂食,咀嚼食物 每班管理吸痰及急救设备 必要时执行留置胃肠管 必要时执行经口鼻吸痰 每班教导患者有效咳嗽的方法	患者没有发生误吸,吞咽食物、水无呛咳,音质无改变,进食前后血氧饱和度下降 <3%
O38.0 自我照顾能力缺乏	患者自我照顾能力缺乏的问题稳定	每天宣教一次,鼓励患者表达需求,多与家属及医护人员沟通 每2h协助患者翻身;观察受压处皮肤变化 每天评估患者饮食情况;必要时管饲饮食 每天用 ADL 量表进行评估;防止坠床、自伤等不良事件的发生 每班执行皮肤护理,保持床单位整洁、干燥、无异味	患者生活部分自理

护理问题	预期目标	护理措施	护理评价
R46.3 皮肤完整性受损风险	患者皮肤完整性未受损	每 2h 翻身,以尽可能减少摩擦力和剪切力 每 4h 评估患者意识 每 2h 评估患者全身皮肤情况,尤其是受压皮肤 每班使用 Braden 评估量表进行评分 每天加强患者及家属皮肤改变知识宣教及注意事项宣教 每班给予气垫床应用	患者左侧肢体肌力 1~2 级

【(2020 年 3 月 17 日)第二次护理评估】

此患者较为年轻,意识障碍及言语障碍症状在入院后第 2 天就已消失,生命体征入院后相对稳定,经过脱水降颅压、减轻脑组织水肿药物治疗及个体化整体护理后,入院第 3 天进行本次评估。

系统推荐护理诊断	护士选定护理诊断	护理诊断优先级
O38.0 自我照顾能力缺乏	√	2
O39.0 如厕能力丧失		
N33.6 跌倒风险	√	3
R46.3 皮肤完整性受损风险	√	4
A01.5 身体活动功能障碍	√	1

【入院后第二次护理诊断、护理计划】

护理问题	预期目标	护理措施	护理评价
A01.5 身体活动功能障碍	患者身体活动功能好转	每班评估患者肌力 每班协助患者肢体置于抗痉挛体位; 每天协助康复治疗师完成电子生物反馈疗法训练、电动起立床训练、运动疗法训练等 每班宣教患者康复过程中多给予鼓励,提高康复依从性 每班宣教踝泵运动的方法及作用 每 2h 协助患者翻身、排便 必要时通知康复师进行康复评估及锻炼	患者左上肢肌力 2 级,左下肢肌力 3 级
O38.0 自我照顾能力缺乏	患者自我照顾能力缺乏的问题稳定	每班鼓励患者表达需求,多与家属及医护人员沟通 每 2h 协助患者翻身;观察受压处皮肤变化 每天评估患者饮食情况;必要时管饲饮食 每天使用 ADL 量表进行评估;防止坠床、自伤等不良事件的发生 每班执行皮肤护理,保持床单位整洁、干燥、无异味	患者生活部分自理,家属不过分替代完成

续表

护理问题	预期目标	护理措施	护理评价
N33.6 跌倒风险	患者下床过程中未出现跌倒事件	每天评估跌倒风险 每天评估患侧肢体肌力 每天管理病房环境,保证走廊内无杂物 每天教导陪护人员跌倒预防相关知识 每天宣教使用防跌倒标识的意义 必要时评估患者衣着安全性 必要时观察用药后的不良反应	患者下床过程中未出现跌倒事件
R46.3 皮肤完整性受损风险	患者皮肤完整性未受损	每2h翻身,以尽可能减少摩擦力和剪切力 每4h评估患者意识 每2h评估患者全身皮肤情况,尤其是受压皮肤 每班使用Braden评估量表进行评分 每天加强患者及家属皮肤改变知识宣教及注意事项宣教 每班给予气垫床应用	患者左侧肌力为3级以上

【出院前一天护理评估】

系统推荐护理诊断	护士选定护理诊断	诊断优先级
O38.0 自我照顾能力缺乏		
O39.0 如厕能力丧失		
N33.6 跌倒风险		
R46.3 皮肤完整性受损风险		
G20.6 不遵从治疗方案	√	2
A01.5 身体活动功能障碍	√	1

注:在护理诊断的选择中,两次护理评估中相同的护理诊断,用红色字体标注;而不遵从治疗方案为本次评估新增护理问题,责任护士必须关注此诊断,并制订合理的护理计划。

【(2020年4月2日)出院前护理计划】

护理问题	预期目标	护理措施
A01.5 身体活动功能障碍	患者身体活动功能好转	每班评估患者肌力 每班协助患者肢体置于抗痉挛体位 每天协助康复治疗师完成电子生物反馈疗法训练、电动起立床训练、运动疗法训练等 每班宣教患者康复过程中多给予鼓励,提高康复依从性 每班宣教踝泵运动的方法及作用 每2h协助患者翻身、排便 必要时通知康复师进行康复评估及锻炼

护理问题	预期目标	护理措施
G20.6 不遵从治疗方案	患者认可康复治疗方案,注重良好生活方式对疾病恢复的影响	教导患者配偶增加陪伴时间,多给予情感支持,有耐心地指导训练 出院前评估治疗依从性:通过客观监测(微电子监测系统/依从性统计/定期随访)、主观监测(患者自我报告/反馈用药信息/监控自己的思维)、混合监测等方式来评估复查依从性、服药依从性及生活习惯依从性三方面 出院时应向患者及患者配偶说明医嘱的重要性,提醒其严格遵守医嘱要求,按时按量服用药物 注意保持良好的生活方式、饮食习惯及心理状态,坚持进行适当强度的体育锻炼,注意劳逸结合;为出院后的患者提供经常性的支持指导,发放有针对性的健康教育单、手册;提供救援人员的联系方式 出院 1 周、1 个月、3 个月、半年各随访一次

【病例小结】

该患者年龄较轻,长期缺乏体育锻炼、熬夜等不良生活方式是脑卒中高危因素之一,且此病致残率及复发率很高,患者可能年纪轻轻就要靠轮椅辅助行走,给患者家庭及社会带来沉重的经济及照护负担。患者虽病情稳定出院,但存在的护理问题,如身体活动功能障碍、自我照顾能力缺乏,将长期伴随后期康复过程。延续护理是患者的需要,特别是该患者年轻,对此病不以为然,遵医嘱性差,脾气犟,出院后应给予更多的随访和居家康复指导。对此,护理人员应制订出随访计划,关注患者需求,必要时联合康复治疗师实施居家服务。

附 录
相 关 术 语

1. **系统评价**（systematic review, SR） 基于有意义的医疗卫生保健问题，全面收集国内外所有发表或未正式发表的研究结果，遵循正确的文献评价原则、方法和流程，筛选出符合纳入标准的研究文献及相关数据，并对其进行定量和定性的分析、综合，最终得出综合可靠的结论。

2. **临床实践指南**（clinical practice guidelines, CPG） 是由各级政府、卫生行政主管部门、专业学会、学术团体等针对特定的临床问题，收集、综合、概括和分析各级临床证据，系统制定出恰当的指导意见，为临床工作人员处理专业问题时提供参考，指导其临床实践行为。根据不同的制定程序，分为基于专家共识的指南和证据的循证临床实践指南，目前循证临床实践指南逐渐成为指南制定的趋势。

3. **循证临床实践指南** 一种基于系统检索和系统评价了各级证据后制定的一种指南。具体内容包括提出临床问题，说明系统检索的方法和证据评价方法，以及根据证据的级别和强度提出推荐意见。

4. **临床决策** 临床工作者针对患者的具体问题，运用国内外最科学、最先进的研究证据，在自身的专业知识与经验基础上，结合患者意愿，通过定性、定量分析各种备选方案的利弊，最终选择最佳治疗和处理方案的过程。

5. **临床证据手册** 由临床专家对国内外各种原始研究证据和二次研究证据进行严格评价后，将这些证据汇总后撰写而成，对于临床工作人员开展应用循证资源具有指导意义。

6. **卫生技术** 指为了促进健康、提高生存质量和生存期，用于疾病预防、筛查、诊断、治疗、康复和护理等的技术手段。

7. **卫生技术评估**（health technology assessment, HTA） 对卫生技术的技术特征、安全性、有效性、经济学特性和社会适应性进行全面、系统的评价，为从事临床医学和卫生保健的决策者提供合理、科学选择卫生技术的证据。

参 考 文 献

［1］胡雁 . 循证护理学［M］.2 版 . 北京：人民卫生出版社，2018.

［2］王家良 . 循证医学［M］. 北京：人民卫生出版社，2001.

［3］王春青，胡雁 .JBI 证据预分级及证据推荐级别系统（2014 版）［J］. 护士进修杂志，2015，30（11）：964-967.

［4］李小妹，冯先琼 . 护理学导论［M］.6 版 . 北京：人民卫生出版社，2018.

［5］MÜLLER-STAUB M. Evaluation of the implementation of nursing diagnoses，interventions，and outcomes［J］. International Journal of Nursing Terminologies and Classifications，2009，20（1）：9-15.

［6］PAANS W，SERMEUS W，NIEWEG R M，et al. Do knowledge，knowledge sources and reasoning skills affect the accuracy of nursing diagnoses？ a randomised study［J］. BMC Nursing，2012，11（1）：11-22.

［7］HUCKABAY L M. Clinical reasoned judgment and the nursing process［J］. Nursing Forum，2009，44（2）：72-78.